Sanjana Sethi
Sanjay Chandan

Correção cirúrgica da mordida aberta anterior

Sanjana Sethi
Sanjay Chandan

Correção cirúrgica da mordida aberta anterior

Viagem a um sorriso saudável

ScienciaScripts

Imprint

Cover image: www.ingimage.com

This book is a translation from the original published under ISBN 978-620-2-01315-4.

Publisher:
Sciencia Scripts
is a trademark of
Dodo Books Indian Ocean Ltd. and OmniScriptum S.R.L publishing group

120 High Road, East Finchley, London, N2 9ED, United Kingdom
Str. Armeneasca 28/1, office 1, Chisinau MD-2012, Republic of Moldova, Europe
Printed at: see last page
ISBN: 978-620-7-61495-0

CONTEÚDO

RECONHECIMENTO

Aproveito esta oportunidade para exprimir a minha gratidão às pessoas que contribuíram para a conclusão bem sucedida deste projeto.

Antes de mais, gostaria de mostrar o meu maior apreço ao meu professor e orientador de pós-graduação**, Dr. Sanjay Chandan,** Professor de Cirurgia Oral e Maxilofacial, Pune. Este livro foi concluído sob a sua valiosa orientação. Não posso agradecer-lhe o suficiente pelo seu enorme apoio e ajuda. Expresso-lhe o meu profundo respeito e o meu sentido de gratidão. Sem o seu encorajamento e orientação, este projeto não se teria concretizado.

Um agradecimento especial à minha avó **Late.Sudha Sethi** e uma profunda gratidão aos meus pais, **Sr. Sanjay Sethi e Sra. Asha Sethi,** pelo apoio constante que sempre me deram e por tudo o que me proporcionaram. Estendo a minha palavra de agradecimento aos meus tios, a **Sra. Renuka Sethi e o Sr. Rahul Sethi**, e aos meus primos, a **Sra. Radhika Sethi e o Sr. Rahul Sethi. Radhika Sethi e ao Sr. Raghav Sethi e ao Júlio** por terem sido tão amáveis, motivadores e prestáveis durante todo o processo. Não consigo exprimi-lo por palavras.

Os meus sinceros agradecimentos aos meus amigos e familiares, **Dr. Kalyani Gelada, Sr. Abhishek Shah e Dr. Amee Sheth,** pelo seu constante apoio moral e motivação, que me levam a dar o meu melhor.

Obrigado.

Dr. Sanjana Sethi

1. INTRODUÇÃO

A mordida aberta foi definida por Subtehaey e Sakuda como uma dimensão vertical aberta entre as bordas incisais dos dentes anteriores maxilares e mandibulares, embora a perda de contacto dentário vertical possa ocorrer entre o segmento anterior ou vestibular. Devido ao facto de estarem envolvidos diferentes factores etiológicos quando a mordida aberta ocorre no segmento anterior, em oposição ao segmento vestibular, a nossa discussão irá restringir-se à mordida aberta anterior. O diagnóstico das mordidas abertas deve ser visto primeiramente no contexto das estruturas esqueléticas. Sassouni classificou as mordidas abertas em mordidas abertas esqueléticas e dentárias. Estas últimas não apresentam qualquer anomalia esquelética significativa. Quando a morfologia esquelética na dimensão vertical tiver sido classificada com sucesso, pode ser determinado se uma mordida aberta dentária acompanha ou não as relações esqueléticas. Existem múltiplas variantes deste problema. Os pacientes podem ser diagnosticados (ou classificados) clinicamente e/ou por análise cefalométrica. Proffit caracterizou os pacientes com mordida aberta esquelética e uma grande altura total da face manifestada inteiramente no alongamento do terço inferior da face como tendo síndrome da face longa[1] .

Clinicamente e cefalometricamente, esses pacientes apresentam um terço inferior da face desproporcionalmente longo. **Lowe et al.** ~ determinaram que, embora as proporções faciais sejam importantes, os tipos faciais verticais podem ser separados de forma fiável utilizando medidas extra-orais simples e lineares para homens e mulheres.

Fields et al. demonstraram que o aumento do espaço inter-labial era estatisticamente significativo entre crianças e adultos com face normal e face longa, com uma diferença média em relação ao normal de 2x e 5x, respetivamente. Infelizmente, as evidências sugerem que os dentistas gerais treinados para detetar clinicamente faces verticalmente desproporcionadas não são fiáveis nessa tarefa. Num esforço para dissecar este problema dos tipos faciais verticais de forma mais científica, Lowe et al. aplicaram avaliações quantitativas (análises de Fourier e de clusters) a perfis verticais e antero-posteriores de uma grande variedade de pacientes. Verificaram que a caraterização e a discriminação distintas são difíceis. Este mesmo estudo sugeriu que os especialistas podem fazer discriminações clínicas fiáveis entre os tipos faciais verticais após treino.

Em suma, a classificação clínica vertical dos doentes pode ser efectuada, mas deve ser tentada com cuidado e com formação adequada. Os investigadores discordam quanto ao local das perturbações esqueléticas associadas às faces longas. Alguns investigadores referem que a culpa é da maxila, enquanto outros indicam que a face inferior associada à morfologia mandibular (altura do ramo ou plano mandibular) é a localização da perturbação[2] .

A erupção dentária excessiva é uma variável confusa. Num estudo de **Fields et al.**, não foram observadas variáveis verticais dentárias em adultos, mas as crianças de face longa tinham um desenvolvimento vertical significativamente maior, exceto na região anterior do maxilar[3] . O estudo das morfologias faciais sugere que os tipos faciais, independentemente de como são definidos, são uma entidade complexa.

As inter-relações das regiões tornam as medidas cefalométricas altamente correlacionadas, porque muitas vezes olham para a morfologia semelhante a partir de perspectivas ligeiramente diferentes. Estas correlações não devem ser consideradas como uma confirmação da identificação da origem de um problema. As inter-relações são o resultado do método de análise e não do problema de investigação. Quando estas correlações são tidas em conta, parece que a altura inferior da face é a culpada em doentes com relações faciais verticais clinicamente proporcionais[3] . Uma vez identificada a anomalia esquelética, os pacientes podem ser classificados como mordida aberta dentária ou mordida não aberta. Os pacientes com altura facial inferior aumentada podem ou não ter uma mordida aberta dentária anterior. Em todos os doentes, existe uma mordida aberta durante a troca dos incisivos primários pelos incisivos permanentes, que faz parte do crescimento e desenvolvimento normais[4] .

Em resumo, tanto a morfologia esquelética da face normal como a da face longa são observadas em associação com a oclusão dentária normal e com mordida aberta. Por outras palavras, a oclusão dentária de mordida aberta não é indicativa de uma relação esquelética específica.

CLASSIFICAÇÃO

Foram propostas várias classificações para o estudo da mordida aberta anterior.

1. Com base na localização da mordedura aberta, esta é classificada como

i. Mordida aberta anterior

ii. Mordida aberta posterior

iii. Mordida aberta lateral

2. Moyers classificou a mordida aberta anterior em três tipos.

i. Mordida aberta simples em que a mordida aberta se estende apenas até aos caninos.

ii. Mordida aberta composta em que a mordida aberta se estende até aos pré-molares.

iii. Mordida aberta complexa em que a mordida aberta se estende até aos molares.

3. Consoante a presença da mordida aberta, divide-se em

i. Mordida aberta dentária

ii. Mordida aberta esquelética

4. Shira classificou a etiologia da mordedura aberta em

i. Desenvolvimento

1. Cultivadores verticais

2. Produtores horizontais

3. Razões músculo-esqueléticas

ii. Adquirida

1. Extrínseco

a. hábito prolongado de chuchar no dedo

b. Uso prolongado de chupetas

c. Fracturas mandibulares reduzidas e fixadas incorretamente

2. Intrínseco

a. Macroglossia

b. Adenóides

c. Hábito de respirar pela boca

d. Hábito de empurrar a língua

5. Temporariamente como complicação de algumas condições

a. Deslocação bilateral da ATM

b. Fracturas da face média

c. Fracturas bilaterais do côndilo

d. Fracturas angulares bilaterais

6. Como complicação após algumas cirurgias

a. Cirurgia ortognática

b. Osteogénese de distração mandibular

c. Fracturas mandibulares incompletamente fixadas

d. Caso tratado de anquilose bilateral da ATM

2. GESTÃO DA MORDIDA ABERTA

As mordidas abertas anteriores, particularmente as mordidas abertas esqueléticas, são chamadas de "estigmas de má oclusão". A mordida aberta é uma má oclusão que ocorre no plano vertical, caracterizada pela falta de sobreposição vertical entre a dentição maxilar e mandibular. A mordida aberta anterior na dentição decídua é a má oclusão mais frequente associada à sucção persistente de dígitos e chupetas. As mordidas abertas que foram diagnosticadas como resultado de hábitos como a sucção do polegar ou o impulso da língua, requerem a sua interceção utilizando aparelhos passivos de quebra de hábitos. Para permitir o desenvolvimento normal da região dentoalveolar anterior, o berço palatino impede a sucção do polegar ou da chupeta e evita o impulso da língua. As mordidas abertas dentárias ligeiras a moderadas podem ser tratadas com sucesso utilizando aparelhos mecânicos fixos em conjunto com elásticos de caixa. As mordidas abertas esqueléticas em adultos são melhor tratadas através de procedimentos cirúrgicos que envolvam a maxila e a mandíbula. Isto inclui a descida da maxila e a fixação da mandíbula.

Gestão da mordida aberta; Prasad Mandava,Ashok Kumar et al. Anais e Essências da Medicina Dentária Vol. - I Edição 2 outubro-dezembro 2009

MORDEDURA ABERTA: UMA REVISÃO DA ETIOLOGIA E DO TRATAMENTO

O diagnóstico e o tratamento da má oclusão por mordida aberta constituem um desafio para os dentistas pediátricos que tentam intercetar esta má oclusão numa idade precoce. Um método de correção cirúrgica é a extração dos segundos e/ou terceiros molares, se estes forem a única fonte de contactos cêntricos. As glossectomias têm sido utilizadas para corrigir problemas de mordida aberta associados a hábitos linguísticos anormais. A sua eficácia no encerramento de problemas de mordida aberta anterior ou posterior não foi comprovada. Os procedimentos cirúrgicos para melhorar a potência da via aérea devem ser efectuados com precaução. O reposicionamento superior da maxila, através de osteotomias maxilares totais ou segmentares, está indicado em doentes com mordida aberta esquelética com crescimento vertical excessivo da maxila. A impactação da maxila permite a rotação da mandíbula para a frente e para cima, diminuindo assim a altura da face inferior e eliminando a mordida aberta anterior. O problema da mordida aberta é multifatorial. O diagnóstico deve ser visto no contexto da estrutura esquelética e da estrutura dentária. A mordida aberta anterior acompanhada por uma altura facial inferior normal pode ser identificada como um hábito ou uma influência ambiental óbvia. Os problemas de mordida aberta de natureza esquelética requerem intervenção ortopédica. A mordida aberta esquelética grave em doentes em crescimento requer normalmente tratamento com procedimentos ortodôntico-cirúrgicos. Um diagnóstico cuidadoso e uma intervenção atempada melhorarão o sucesso do tratamento desta má oclusão.

Mordida aberta: Uma revisão da etiologia e do tratamento; Peter Ngan, Henry Fields AAPD 19;2;1997

TRATAMENTO ORTODÔNTICO DA MORDIDA ABERTA ANTERIOR

O sucesso do tratamento da mordida aberta anterior depende muito do diagnóstico e da terapêutica. Embora existam muitas modalidades de tratamento disponíveis, a estabilidade após o tratamento continua a ser uma questão crítica, uma vez que faltam evidências sobre a estabilidade a longo prazo das várias opções de tratamento. Assim, os clínicos devem prestar mais atenção durante a fase de retenção e devem ser encorajados estudos a longo prazo sobre as alterações pós-tratamento e a estabilidade. Foram encontrados mais de 50 artigos e as informações e os dados relevantes foram revistos pelos autores. Verificou-se que a natureza multifatorial da mordida aberta anterior dificulta a sua gestão e que estão a ser utilizadas várias modalidades de tratamento. Os clínicos devem ser capazes de diagnosticar o problema e escolher o melhor tratamento

Tratamento ortodôntico da mordida aberta anterior; International Journal of Paediatric Dentistry 2008; 18: 78-83

MORDIDA ABERTA ANTERIOR: UM ESTUDO CASO-CONTROLO

O objetivo deste estudo foi avaliar a influência dos hábitos de sucção e das medidas do padrão facial no desenvolvimento da mordida aberta anterior (MAA). Foi realizado um estudo caso-controle com 60 crianças de 7 e 8 anos de idade, de escolas públicas municipais da cidade do Recife. Foram avaliadas as seguintes medidas cefalométricas: SN.Gn, SN.GoGn, FMA e Eixo Facial. A percentagem de crianças com hábitos de sucção no grupo caso-controlo (53,3% vs 16,7%) (P=0,003). As crianças com hábitos de sucção tinham seis vezes mais probabilidades de desenvolver AOB. Com base nos resultados deste estudo, podem ser tiradas as seguintes conclusões (i) Os hábitos de sucção são um fator de risco na etiologia da AOB. (ii) Os padrões de crescimento facial não foram associados à etiologia da AOB (iii) A presença de hábitos de sucção não influenciou as medidas cefalométricas efectuadas. (iv) O abandono do hábito de sucção foi associado à auto-correção da OA. (v) As medidas cefalométricas angulares estudadas não foram associadas à autocorreção da OA.

Mordida aberta anterior: um estudo de caso-controlo;Monica Vilela Heimer, Cintia Regina Tomisiello Katz & Aronita Rosenblatt International Journal of Paediatric Dentistry 2010; 20: 59-64

MÁ OCLUSÃO ANTERIOR SEVERA COM MORDIDA ABERTA CIRURGIA ORTOGNÁTICA OU VÁRIOS ANOS DE ORTODONTIA?

Uma mordida aberta anterior é uma falta de contacto na direção vertical entre os bordos incisais dos dentes anteriores maxilares e mandibulares. Várias teorias sobre a etiologia da mordida aberta têm sido propostas, incluindo padrões de crescimento desfavoráveis, hereditariedade, hábitos digitais e função da língua. A análise cefalométrica mostrou uma relação esquelética de Classe II (ANB 68) com protrusão maxilar (SNA 888), uma inclinação aumentada para o plano mandibular (FMA 308; SN-GoGn 368) e incisivos protrusivos (ângulo interincisal, 1138; ângulo incisivo maxilar para NA, 328; distância incisivo maxilar para NA, 8 mm; ângulo incisivo mandibular para NB, 288; distância incisivo mandibular para NB, 5,5 mm). Esses achados foram consistentes com o diagnóstico de uma má oclusão de Classe II com mordida aberta anterior secundária a um hábito de sucção.

Os objectivos complementares do tratamento foram os seguintes (1) evitar a extrusão dos molares e a rotação da mandíbula no sentido horário durante o tratamento; (2)

restringir o crescimento vertical da maxila; (3) corrigir as inclinações axiais dos dentes anteriores da maxila e da mandíbula; (4) melhorar o perfil facial e o fechamento labial; (5) estabelecer uma boa oclusão funcional; e (6) melhorar as características do sorriso e a estética dentária. Foi selecionado um tratamento em duas fases.

Na intervenção inicial, foi prescrito um aparelho fixo de língua, um expansor palatino do tipo Haas e uma tala maxilar de tração alta modificada. Para melhorar o perfil facial na segunda fase do tratamento, a má oclusão de Classe II seria corrigida através da extração dos primeiros pré-molares superiores e inferiores e da utilização de um aparelho extrabucal de tração alta para reforçar a ancoragem durante a retração dos incisivos.

Para a contenção, o paciente foi instruído a usar uma contenção maxilar wraparound Hawley 24 horas por dia durante 2 anos e à noite por mais 6 meses; na mandíbula, foi colada uma contenção canino a canino. Considerando o padrão esquelético e a abordagem não cirúrgica escolhida, foram obtidos excelentes resultados faciais e oclusais, apesar da falta de cooperação do paciente na segunda fase do tratamento. No final do tratamento, os lábios estavam ligeiramente menos protrusivos, com melhor competência labial. A altura da face anterior inferior, o ângulo SN-GoGn, o ângulo do plano mandibular de Frankfort e o ângulo entre o eixo y e o SN permaneceram estáveis

Mordida Aberta Anterior Severa Cirurgia Ortognática ou Vários Anos de Ortodontia? Julio Pedra e Cal-Netoa; Ca'tia C. Quinta~ob; Luciane Macedo de Menezesc; Marco Antonio Almeidad: Angle Orthodontist, Vol 76, No 4, 2006

ABORDAGEM ORTODÔNTICA NO TRATAMENTO DA MÁ OCLUSÃO ESQUELÉTICA CLASSE II DIV I

O tratamento das más oclusões de Classe II de subdivisão, após um diagnóstico cuidadoso, pode ser tratado ortodonticamente através de uma variedade de protocolos de tratamento. No entanto, se uma discrepância esquelética severa estiver associada à má oclusão, uma abordagem ortodôntica-cirúrgica combinada, como a apresentada, proporcionará um melhor resultado estético para o paciente. A assimetria da má oclusão tem que estar associada à assimetria facial. Se a face também for assimétrica, a má oclusão assimétrica é mantida pré-cirurgicamente, mas se a face for simétrica, a má oclusão deve ser modificada para que o osso basal possa ser manipulado simetricamente.

Abordagem ortodôntica no tratamento da má oclusão esquelética classe II Div 1: Marcos JansonI; Guilherme JansonII; Eduardo SanfAna[III] ; Tassiana Mesquita SimaoIV; Marcos Roberto de FreitasV J. Clin Pediatric Dent. 29(3): 205 - 210, 2005

CORRECÇÃO DE MORDIDA ABERTA ESQUELÉTICA COM IMPLANTE INTRUSÃO MOLAR/BICÚSPIDE ANCORADA.

A mordida aberta esquelética é uma das más oclusões mais desafiantes para o ortodontista diagnosticar com precisão e tratar de forma previsível. A correção ortodôntica isolada, mesmo quando iniciada numa idade precoce, conduz frequentemente a recidivas a longo prazo. Como resultado, num esforço para melhorar a estabilidade, a ortodontia combinada com a cirurgia ortgnática é frequentemente vista como o tratamento de escolha ou de necessidade. Os recentes avanços técnicos e a investigação clínica em ortodontia assistida por implantes estimularam o interesse na utilização de miniplacas e outros acessórios cirúrgicos como âncoras para permitir a correção minimamente invasiva da mordida aberta esquelética.

Correção da mordida aberta esquelética com intrusão molar/bicúspide ancorada em implantes; Keith Sherwood: Oral Maxillofacial Surg Clin N Am 19 (2007) 339-350

EVOLUÇÃO HISTÓRICA DA CIRURGIA ORTOGNÁTICA

A primeira operação para a má oclusão foi a de Hullihen, efectuada em 1849. Louis, onde o ortodontista Edward Angle 1898 e o cirurgião Vilray Blair 1906 trabalharam juntos. Uma exceção é um relatório de Berger 1897 de Lyon, França, que descreveu a osteotomia condilar para a correção do prognatismo. Esta técnica foi praticada em França até 1950, quando Dufourmontel e Mouly 1959 relataram bons resultados com esta técnica. Babcock 1909, Bruln e Lindemann 1921, na Alemanha, descreveram um método quase idêntico ao introduzido por Blair em 1907; uma osteotomia horizontal entre a incisura sigmoide e o forame mandibular. Apenas Kazanjian 1932 e Dingman 1944 dos EUA devem ser mencionados, porque ambos descreveram novas técnicas ou melhorias para a correção de deformidades mandibulares. Foi assim até ao início dos anos 50, que a cirurgia ortognática como verdadeira especialidade teve as suas origens, o que levou a um enorme sucesso em todo o mundo. Trainer foi o inaugurador de vários procedimentos cirúrgicos ortognáticos, mas a sua principal reivindicação à fama foi o facto de ter treinado Heinz Kole e Hugo Obwegeser, que realmente deram o impulso decisivo à cirurgia ortognática. O seu famoso aluno foi Karl Schuchhardt, que desenvolveu a osteotomia maxilar posterior em 1955, bem como a osteotomia sagital oblíqua do ramo mandibular. As principais inovações que vieram de Kole 1959 foram vários novos métodos para mudar a posição do processo alveolar. Obwegeser iniciou a cirurgia maxilar em 1960. Foi o primeiro a apresentar grandes séries de osteotomias Le forte I, no início em pacientes não fissurados, mas pouco tempo depois também em pacientes fissurados. Axhausen 1939, que também trabalhava nessa altura em

Berlim, foi o primeiro a mobilizar e avançar uma fratura maxilar mal unida através de uma osteotomia Le Forte I e de uma osteotomia vertical adicional. Os cirurgiões orais militares Caldwell e Letterman 1954 e vários outros cirurgiões, como Robinson 1956, Hinds 1958, Thoma 1961, criaram diferentes métodos para a correção das deformidades mandibulares. Kole já tinha introduzido a cirurgia alveolar bimaxilar em 1959, mas demorou algum tempo a ser universalmente aceite.obwegeser publicou a sua experiência em 1970 como o primeiro a realizar osteotomias totais maxilares e mandibulares. No entanto, deve ser mencionado que, de acordo com Wolfe 1995, a primeira osteotomia Le Forte III foi efectuada por Gillies e Harrison em Londres 1942. Outro caso de osteotomia Le Forte III em paciente com fissura foi relatado por Gillies e Rowe em 1954.

Foi Paul Tessier que lançou as bases desta parte fascinante da cirurgia reconstrutiva, mas os aperfeiçoamentos foram efectuados pelos seus alunos e discípulos, incluindo

Wolfe 1989, Salyer 1989 e ousterhout 1991, que escreveram todos excelentes livros de texto sobre Cirurgia Plástica e Estética do Esqueleto Craniofacial.

Desenvolvimento histórico da cirurgia ortognática; Journal of Cranio-Maxillofacial Surgery (1996) 24, 195-204

CIRURGIA ORTOGNÁTICA PARA RECONSTRUÇÃO OCLUSAL DE FRACTURA ANTIGA MAL UNIDA DO MAXILAR

Foram avaliadas clinicamente fracturas antigas mal unidas da mandíbula de nove pacientes que foram submetidos a cirurgia ortognática para reconstrução oclusal. A cirurgia precoce de fracturas da mandíbula é o tratamento ideal quando se deve prestar a devida atenção à oclusão. Uma vez que a cirurgia de revisão oclusal subsequente a um diagnóstico incorreto e a uma cirurgia inadequada é certamente muito difícil e muitas vezes mal sucedida, os cirurgiões devem prestar especial atenção a esta situação.

As fracturas dos maxilares que se tornaram antigas são difíceis de restaurar ao seu estado anterior à lesão por meio de re-redução. Por conseguinte, a cirurgia ortognática é a primeira escolha de tratamento estabelecida, particularmente para os desvios de toda a mandíbula. Nas fracturas malunidas antigas do maxilar, a fratura do tipo Le Fort resulta frequentemente numa oclusão invertida devido ao desvio de toda a maxila posterior. Na mandíbula, por outro lado, as fracturas condilares resultam em mordida aberta anterior devido ao desvio de toda a mandíbula póstero-superior. A re-redução no local da fratura é muito difícil, e a cirurgia ortognática para recuperação da oclusão é o melhor tratamento (2). A re-redução está indicada para pacientes com desalinhamento da arcada dentária atribuível a complicações como a fratura do corpo mandibular. A chave para o sucesso dos resultados cirúrgicos é, portanto, o reposicionamento posterior da mandíbula e a prevenção de abordagens maxilares. Nestes casos, é necessário o reposicionamento de toda a mandíbula, estando indicada a cirurgia ortognática como a SSRO. A cirurgia precoce para fracturas da mandíbula é melhor quando a oclusão é uma preocupação importante.

No entanto, quando o diagnóstico da oclusão é impreciso e o tratamento é inadequado, a cirurgia de revisão torna-se muito difícil e frequentemente produz maus resultados. Os cirurgiões devem, portanto, considerar cuidadosamente esta possibilidade.

Cirurgia ortognática para a reconstrução oclusal de uma fratura antiga da mandíbula mal unida; Satoshi Yokoo et al; Kobe J. Med. Sci., Vol. 52, No. 3, pp. 37-47, 2006

ESTABILIDADE DE TRÊS ANOS DA CORRECÇÃO DA MORDIDA ABERTA ATRAVÉS DE UMA OSTEOTOMIA MAXILAR DE 1 PEÇAS

O tratamento cirúrgico da mordida aberta anterior pode ser conseguido com várias técnicas cirúrgicas8 , mas a mais comum é a impactação Le Fort I maxilar, isoladamente ou em conjunto com a osteotomia mandibular, para eliminar as mordidas abertas. Relatórios contraditórios podem estar relacionados com a falta de homogeneidade das amostras estudadas e protocolos de tratamento inconsistentes. O objetivo deste estudo foi avaliar a estabilidade a longo prazo da correção da mordida aberta anterior com osteotomia Le Fort I de 1 peça e fixação rígida. A mordida aberta foi registada nos cefalogramas pré-operatórios porque as radiografias pré-ortodônticas não foram padronizadas para todos os pacientes. Isso impossibilitou a avaliação da influência da severidade da mordida aberta e do nivelamento pré-cirúrgico na estabilidade da correção da mordida aberta. Como a direção do reposicionamento cirúrgico variou, as frequências são apresentadas para além dos valores médios. A estabilidade esquelética geral da maxila foi razoavelmente boa. Uma recidiva no PNS de mais de 2 mm em 20% dos pacientes é comparável com os achados de um estudo de acompanhamento de 1 ano sobre impactação maxilar realizado por Proffit et al.30 , embora nem todos os indivíduos no seu estudo tivessem mordida aberta pré-operatória. Três anos após uma osteotomia maxilar de uma peça para corrigir uma mordida aberta anterior, 88% dos pacientes tinham uma sobremordida positiva. A maior parte da recidiva ocorreu durante os primeiros 6 meses após a cirurgia. A recidiva esquelética foi contrariada pela compensação dentoalveolar, que contribuiu para aproximadamente 50% da correção da sobremordida.

Estabilidade de três anos da correção de mordida aberta por osteotomia maxilar de 1 peça; Lisen Espeland et al; A J O D O Volume 134, Número 1

ENCERRAMENTO DA MORDIDA ABERTA ANTERIOR UTILIZANDO MANDIBULAE SAGGITAL SPLIT OSTEOTTOMY

A mordida aberta anterior varia e é uma das deficiências dentofaciais mais difíceis de tratar. A abordagem cirúrgica conjunta ortodôntica e ortognática é controversa e os resultados podem ser imprevisíveis. As primeiras tentativas de fechar uma mordida aberta anterior com procedimentos mandibulares foram principalmente segmentares7 , mas logo foram substituídas pela impactação posterior da maxila no nível de Le Fort I, pois se acreditava ser mais estável.8-10 Proffit et al. classificaram a impactação maxilar como um movimento "altamente estável". A rotação anti-horária da mandíbula para fechar uma mordida aberta anterior oferece certas vantagens. . Em casos com retrogenia, a rotação anti-horária da mandíbula resulta em aumento da proeminência do queixo.

Assim, pode evitar-se uma genioplastia. . Numa avaliação preliminar da estabilidade a longo prazo de osteotomias de divisão sagital mandibular (MSSO) para fechar mordidas abertas anteriores. O objetivo deste estudo foi avaliar os nossos resultados da correção da mordida aberta anterior utilizando a MSSO com fixação interna rígida no pós-operatório imediato e um ano depois. A principal indicação para o tratamento de uma mordida aberta anterior por impactação maxilar posterior é a presença de excesso vertical maxilar posterior, que é comum.

Cerca de um terço dos pacientes que apresentam problemas ortognáticos têm um excesso vertical da maxila. Os nossos resultados sugerem que os resultados após o fecho de mordidas abertas anteriores por rotação mandibular anti-horária são pelo menos tão estáveis como os AOB's fechados por impactação maxilar. Sugerimos que se considere a utilização de um procedimento mandibular isolado na presença de certas condições, tais como a existência de uma maxila normal, em casos de Classe II em que o avanço mandibular também é necessário e na presença de retrogenia em que a rotação mandibular pode evitar a necessidade de uma genioplastia.

Encerramento da mordida aberta anterior através da osteotomia sagital da mandíbula; B. Bisase, P. Johnson, M. Stacey; British Journal of Oral and Maxillofacial Surgery 48 (2010) 352-355

CORTICOTOMIA E OSTEOGÉNESE DE COMPRESSÃO NA MAXILA POSTERIOR PARA O TRATAMENTO DA MORDIDA ABERTA SEVERA

Descreve-se um tratamento ortodôntico assistido cirurgicamente para mordida aberta anterior severa, que apresenta as vantagens do tratamento ortodôntico facilitado por corticotomia, utilizando placas ortodônticas de ancoragem esquelética. Embora esse método também seja indicado para pacientes com mordida aberta sem problemas dentofaciais ântero-posteriores, a nova abordagem cirúrgica do autor diminui o tempo necessário para o tratamento, permitindo a rápida movimentação de um bloco de dentes e osso.

A técnica da corticotomia segmentar em duas fases pode ser efectuada sob anestesia local com sedação intravenosa e evita a necessidade de cirurgia ortognática convencional. Embora a cirurgia complexa de dupla mandíbula seja considerada uma intervenção relativamente rotineira para pacientes com mordida aberta anterior severa, a cirurgia bimaxilar sob anestesia geral pode levar a complicações que necessitam de cuidados pós-operatórios intensos. Não foi observada nenhuma das complicações pós-operatórias, incluindo reabsorção radicular, perda de viabilidade dentária, problemas periodontais, formação de bolsas e má união segmentar, que têm sido associadas a tratamentos cirúrgicos menos invasivos.

Embora a mordida aberta anterior possa ser melhorada através da rotação simultânea da mandíbula no sentido anti-horário e da intrusão molar com placas de ancoragem esquelética, a intrusão molar é limitada9. A presente técnica permite o ajuste pós-operatório dos segmentos osso/dente para a posição ideal, utilizando uma força compressiva gradual durante um período de tratamento mais curto. Um ortodontista realizou o tratamento pós-cirúrgico em regime ambulatorial. O controlo fiável dos segmentos dentários/ósseos facilitados pela corticotomia tem sido relatado em estudos sobre a biologia e remodelação óssea com indução compressiva.

Embora seja necessário um acompanhamento a longo prazo da estabilidade da oclusão, os presentes resultados sugerem que um procedimento de força compressiva facilitado por corticotomia, utilizando placas de ancoragem ortodôntica, é um meio eficaz de tratar pacientes com mordida aberta anterior grave.

Corticotomia e osteogénese de compressão na maxila posterior para o tratamento da mordida aberta anterior grave; Int. J. Oral Maxillofac. Surg. 2007; 36: 354-357

ESTABILIDADE ESQUELÉTICA A LONGO PRAZO APÓS CORRECÇÃO CIRÚRGICA EM PACIENTES COM MORDIDA ABERTA DE CLASSE III: ESTUDO RETROSPECTIVO DE 40 PACIENTES TRATADOS COM CIRURGIA MONO OU BIMAXILAR.

Em pacientes da classe III com mordida aberta anterior tratados com cirurgia mono ou bimaxilar e estabilização com FIR, a maxila permanece na posição pós-cirúrgica, enquanto existe uma taxa moderada de recidiva mandibular dependente da quantidade de alteração cirúrgica da posição mandibular.

Estabilidade Esquelética a Longo Prazo Após Correção Cirúrgica em Pacientes com Mordida Aberta de Classe III: A Retrospective Study on 40 Patients Treated With Mono- or Bimaxillary Surgery; THE JOURNAL OF CRANIOFACIAL SURGERY / VOLUME 18, NÚMERO 2 março 2007

TRATAMENTO DA MORDIDA ABERTA PÓS-TRAUMÁTICA POR RADIOFREQUÊNCIA

A radiofrequência está a emergir como um tratamento para nevralgias, ressonar, tumores malignos e redução do volume muscular. O elétrodo transmite uma corrente alternada que cria uma agitação iónica intracelular nos tecidos adjacentes, produzindo assim hipertermia intracelular e necrose dos tecidos. A energia de radiofrequência bem controlada produz lesões necróticas previsíveis e não influencia as estruturas próximas. A fibrose na lesão inicia-se dentro de 10 dias e forma-se uma cicatriz 3-8 semanas depois. O resultado é estável após a formação da cicatriz. A fratura na cabeça do côndilo pode alterar o equilíbrio do músculo mastigatório4, e o equilíbrio da força muscular é necessário para resolver a mordida aberta pós-traumática. Foram geradas lesões coaguladas nos ventres anteriores do músculo digástrico. Como a redução da força muscular foi bem sucedida, a mordida aberta desapareceu. O cateter venoso de plástico que utilizámos era barato e útil no posicionamento do elétrodo. O mau posicionamento num vaso foi facilmente identificado através da aspiração de sangue no cateter de plástico.

Tratamento de mordida aberta pós-traumática por radiofrequência: BJOMS 45; 2007: 311 - 313

TRATAMENTO CIRÚRGICO DA MACROGLOSSIA

O nosso estudo confirma que o tratamento da macroglossia deve ter como objetivo a identificação do mecanismo etiopatogénico desta patologia, de forma a permitir o planeamento da melhor terapêutica para cada caso. Esta terapêutica pode ser uma terapêutica médica, visando a correção da doença sistémica causadora da alteração lingual, e uma terapêutica ortodôntica. O tratamento cirúrgico deve ser realizado apenas nos casos em que não se verificam alterações correctivas com a primeira e segunda terapêuticas. As técnicas cirúrgicas devem ser escolhidas de acordo com os resultados funcionais que se pretende alcançar e deve ser a técnica mais conservadora para o feixe vásculo-nervoso compatível com a resolução da patologia.

Tratamento cirúrgico da macroglossia: Discussão de 7 casos OOOE 2002; 94: 566-7

CIRURGIA ORTOGNÁTICA PARA RECONSTRUÇÃO OCLUSAL DE FRACTURA ANTIGA MAL UNIDA.

O seu estudo refere que uma das duas causas de má oclusão em fracturas antigas da mandíbula mal unidas foi o não tratamento das fracturas da mandíbula por se ter dado prioridade ao tratamento de outros órgãos, o que fez com que as fracturas se tornassem antigas. Os pacientes cuja má oclusão se deveu a estas circunstâncias foram classificados como o grupo não tratado anteriormente. A outra causa foi o facto de a oclusão não ter sido tida em consideração, apesar da cirurgia de redução relativamente precoce, devido a um diagnóstico impreciso e a um tratamento inadequado da oclusão. Os pacientes nestas circunstâncias foram classificados como o grupo previamente tratado.

No grupo não tratado previamente, uma vez que a força externa tinha sido aplicada a 1/3 da área craniana da face, a lesão craniana foi considerada como uma complicação relacionada e as fracturas da mandíbula foram tratadas posteriormente. Nos doentes do grupo previamente tratado, não foi observada qualquer lesão craniana, uma vez que a força externa tinha sido aplicada apenas na metade inferior da face, pelo que a maioria dos doentes apresentava fracturas mandibulares. A cirurgia de redução precoce da mandíbula foi assim possível devido à ausência de lesão craniana. As fracturas da mandíbula que se tornaram antigas são difíceis de restaurar ao seu estado anterior à lesão através da re-redução. Por isso, a cirurgia ortognática é a primeira escolha de tratamento estabelecida, particularmente para desvios de toda a mandíbula. Nas fracturas malunidas antigas do maxilar, a fratura do tipo Le Fort resulta frequentemente numa oclusão invertida devido ao desvio de toda a maxila posterior. Na mandíbula, por outro lado, as fracturas condilares resultam em mordida aberta anterior devido ao desvio de toda a mandíbula póstero-superior. Nesses casos, a redução no local da fratura é muito difícil, e a cirurgia ortognática para recuperação da oclusão é o melhor tratamento. A re-redução é indicada para pacientes com desalinhamento da arcada dentária atribuível a complicações como a fratura do corpo mandibular. Na região posterior, entretanto, a redução é muito difícil devido ao envolvimento do canal mandibular. Para esses pacientes, é necessária a reconstrução oclusal por meio de osteotomia segmentar alveolar, além de tratamento ortodôntico e protético. Os pacientes do grupo não tratado anteriormente, com fracturas malunidas maxilares, foram submetidos a cirurgia ortognática, em média, 7 meses após a ocorrência das lesões. A linha de fratura mostrou uma cicatrização óssea completa, e a cirurgia foi realizada com um procedimento semelhante ao da deformidade comum da mandíbula. Para os pacientes do grupo previamente tratado com fraturas malunidas da maxila, não foi possível obter resultados satisfatórios devido à grave formação de cicatriz na ferida após a redução inicial e ao local restrito para a fixação da miniplaca. A análise do ângulo SNA e do comprimento Ptm'-ANS demonstrou que o reposicionamento do segmento ósseo, como previsto no pré-operatório, não pôde ser alcançado, de modo que, para esses pacientes, é muito provável quc as abordagens cirúrgicas da maxila lesionada não sejam bem-sucedidas.

A chave para resultados cirúrgicos bem-sucedidos é, portanto, o reposicionamento posterior da mandíbula e a prevenção de abordagens maxilares. Nestes casos, o reposicionamento de toda a mandíbula é necessário, e a cirurgia ortognática, como a

SSRO, é indicada.

Cirurgia ortognática para reconstrução oclusal de fratura antiga malunida. KJMS Vol 52; no 3, 37 - 47 2006

ESTABILIDADE ESQUELÉTICA E DENTO-ALVEOLAR DE OSTEOTOMIAS DE INTRUSÃO LE FORT I E OSTEOTOMIAS BIMAXILARES EM MORDIDA ABERTA ANTERIOR. UM ESTUDO RETROSPECTIVO EM TRÊS CENTROS.

As mordidas abertas anteriores, tratadas com uma osteotomia Le Fort I numa peça única ou em vários segmentos, com ou sem osteotomia sagital dividida bilateral, apresentaram uma boa estabilidade esquelética da maxila. A fixação interna rígida produziu a melhor estabilidade maxilar e mandibular. A sobremordida média no seguimento mais longo era de 1,24 mm e a falta de sobreposição entre incisivos opostos estava presente em 19%. A sobremordida não diferiu significativamente entre os diferentes procedimentos de tratamento, provavelmente devido a movimentos compensatórios dos movimentos mandibulares e maxilares.

Estabilidade esquelética e dento-alveolar de osteotomias de intrusão Le Fort I e osteotomias bimaxilares em deformidades de mordida aberta anterior. Um estudo retrospetivo em três centros.

OSTEOTOMIA LE FORT I PARA A CORRECÇÃO DE DEFORMIDADES MAXILARES.

Muitos dos pacientes incluídos neste relato apresentavam más oclusões de Classe III e aparente "prognatismo mandibular". Há dez anos, a sua desarmonia maxilomandibular era rotineiramente tratada através da retração cirúrgica da mandíbula por osteotomias do ramo, quase independentemente de a sua deformidade estética se manifestar ou não na mandíbula ou na maxila. Uma vez que muitos destes pacientes manifestam, de facto, uma deficiência maxilar, o seu tratamento era frequentemente comprometido. Os resultados dos nossos estudos clínicos indicam que, quando o principal problema clínico é a retrusão maxilar, o avanço total da maxila, em conjunto com a máscara Proplast, é um método eficaz para obter uma boa estética, função e estabilidade. Uma análise objetiva dos resultados estéticos do tratamento por osteotomia Le Fort I simultânea e aumento Proplast foi virtualmente impossível. No estudo pós-operatório do perfil e da estética frontal, foram observadas alterações tridimensionais subtis no contorno das pregas nasolabiais, paranasais, fossas caninas, bases alares, regiões infra-orbitárias e malares. De um modo geral, as alterações dos tecidos moles tiveram um efeito favorável no plano cirúrgico do meio da face: Osteotomia Le Fort 1 de 4 peças para avançar e alargar o maxilar; a parte posterior do maxilar foi elevada para fechar a mordida aberta anterior; a parte anterior do maxilar foi inclinada para a frente para melhorar a angulação dos dentes anteriores; genioplastia de avanço; as áreas hachuradas indicam a estética planeada para os locais de osteotomia e ostectomia. No entanto, não foi possível tirar quaisquer conclusões relativamente à relação entre a quantidade de aumento de tecido mole e a espessura dos implantes Proplast subjacentes. Foram utilizadas moulages faciais como ajuda para planear alguns dos primeiros casos operados. Devido ao seu valor questionável, a sua utilização de rotina para este fim foi rapidamente descontinuada. Atualmente, o estudo pré-operatório do doente, bem como o juízo clínico e a experiência, constituem a base principal para determinar as dimensões de Proplast necessárias para obter a quantidade de aumento pretendida. Os pacientes com retrusão malar-nfra-orbital grave, exoftalmia e exposição excessiva da esclerótica apresentam problemas estéticos e funcionais que estão ocasionalmente associados à deficiência maxilar. Tais problemas não podem ser geridos eficazmente pelos procedimentos ilustrados e discutidos neste artigo. No entanto, osteotomias Le Fort II e III adequadamente desenhadas, planeadas e executadas podem produzir mudanças dramáticas em indivíduos que manifestam estas deformidades.

Bell.W.H.: Ostotomia de Lefort 1 para a correção de deformidades maxilares. Jornal de cirurgia oral 33:412; 1975

CORRECÇÃO ORTODÔNTICA CIRÚRGICA DA MÁ OCLUSÃO POR MORDIDA ABERTA

O diagnóstico cirúrgico e ortodôntico, o planeamento do tratamento e o tratamento combinados resultaram na correção satisfatória de uma má oclusão grave por mordida aberta. É ilustrado o controlo da recidiva através de uma supervisão cuidadosa durante um período prolongado de fixação intermaxilar, sobrecorrecção cirúrgica e utilização de um dispositivo de tração extra-oral.

R.William McNiell: Correção ortodôntica cirúrgica da má oclusão de mordida aberta. Am J Orthod Dentofacial Orthop 1973;64; 108-11

UMA OSTEOTOMIA MAXILAR ANTERIOR MODIFICADA

Duas abordagens operatórias básicas para a ostectomia maxilar anterior têm sido utilizadas pela maioria dos cirurgiões: as técnicas de *Wassmund* (1935) e *Wunderer* (1962). Ambas foram testadas clínica e experimentalmente e foram consideradas procedimentos sólidos. O autor desenvolveu e utilizou nos últimos cinco anos um procedimento cirúrgico modificado para a ostectomia maxilar anterior, que apresenta algumas vantagens técnicas.

Epker.B.N: Uma osteotomia maxilar anterior modificada. J Max-Fac Surg, 1977: 5; 35-8

3. Prevalência e problemas relacionados com as mordeduras abertas

A prevalência da má oclusão esquelética de face longa é desconhecida, mas foi estimada em 0,6% ou 1.350.000 nos EUA. A prevalência de mordidas abertas dentárias em crianças americanas é de aproximadamente 16% na população negra e 4% na população branca, com a prevalência de mordidas abertas anteriores simples (envolvendo principalmente os incisivos) diminuindo até a adolescência. Todas as crianças experimentam mordidas abertas anteriores durante a transição da dentição decídua para a permanente, com pouca perturbação na fisiologia oral durante esse período, que pode durar de 1 a 2 anos. Problemas mastigatórios e de fala têm sido atribuídos às mordidas abertas. A incapacidade de incisar é a principal queixa frequentemente expressa pelos pacientes com mordida aberta. Outros pacientes indicam descontentamento com a sua estética facial. Muitas mordidas abertas resolver-se-ão fechando gradualmente sem tratamento, e as mordidas abertas transitórias, que constituem muitas das mordidas abertas simples, são de pouca importância. As mordidas abertas complexas, as que se estendem mais distalmente e as que não se resolvem no final dos anos da dentição mista, podem ser mais problemáticas.

Relação entre Disfunção da Articulação Temporomandibular (DTM) e mordida aberta

Vários estudos relacionaram os aspectos morfológicos da má oclusão com a disfunção mandibular em crianças. Williamson realizou um inquérito a 304 pacientes pré-ortodônticos (com idades compreendidas entre os 6 e os 16 anos) e verificou que 72% dos pacientes com sintomas de disfunção dolorosa apresentavam mordida aberta ou mordida profunda. Numa amostra aleatória de 402 crianças, Egermark-Ericksson et al encontraram uma correlação entre o estalido da ATM e o desgaste dentário. Também descobriram que a má oclusão funcional devido a intereferências oclusais era mais importante do que a má oclusão morfológica na etiologia da disfunção mandibular. Num estudo longitudinal posterior sobre a relação entre a má oclusão e os sinais e sintomas de DTM, os autores verificaram que nenhum fator oclusal isolado é de grande importância no desenvolvimento de DTM, mas que a má oclusão morfológica, como a mordida cruzada e a mordida aberta anterior, pode ser um potencial fator de risco. Num estudo longitudinal maior com 7337 crianças japonesas, a prevalência de DTM foi de 12,2%. Nos indivíduos com DTM, 72,9% apresentavam alguma forma de má oclusão e 5,4% tinham mordida aberta. Como um grande número de indivíduos com DTM também apresentava má oclusão, os autores recomendaram 2 tratamentos anuais para prevenir DTMs graves.[1,2,3,4,5,12]

4. ETIOLOGIA

Segundo Dawson, as principais causas de uma mordida aberta anterior são as forças resultantes da sucção do polegar ou do dedo, do uso de chupeta, dos hábitos dos lábios e da língua, da obstrução das vias respiratórias, de uma via respiratória nasal inadequada que cria a necessidade de uma via respiratória oral, de alergias, de problemas do septo e do bloqueio dos cornetos, de amígdalas e adenóides aumentadas e de anomalias do crescimento esquelético. Esta revisão demonstrará que é improvável que um fator seja o agente causal e que uma etiologia multifatorial explica muito provavelmente os problemas de mordida aberta. Nossa discussão só pode ser usada como informação sobre como tratar a condição quando, e se, certos critérios diagnósticos e etiológicos estiverem presentes[1,2,3,4,6].

Chuchar no polegar e nos dedos ou usar chupeta

Nas crianças mais novas, a principal causa da mordida aberta anterior (excluindo as mordidas abertas associadas à transição da dentição decídua para a dentição mista) são os hábitos de sucção não nutritivos. Na adolescência, as causas ambientais da mordida aberta anterior são menos importantes do que os factores esqueléticos.

A sucção prolongada do polegar tende a criar esta má oclusão. Johnson e Larson utilizam o termo sucção não-nutritiva (NNS) para descrever hábitos que envolvem dígitos, chupetas e outras influências ambientais.

Duas teorias abordam a possível causa da SNS: A **teoria psicanalítica de Freud** e a **teoria da aprendizagem**. Uma explicação combinada sugere que todas as crianças com desenvolvimento normal possuem um impulso inerente e biológico para sugar. Os reflexos de enraizamento e colocação são apenas uma expressão desse impulso. Além disso, os factores ambientais contribuem para a transferência deste impulso de sucção para fontes não nutritivas, como o polegar ou os dedos. Um típico sugador de polegar tem uma má oclusão caracterizada por uma mordida aberta anterior assimétrica devido à posição dos dígitos e uma constrição transversal da arcada maxilar. Adair, et al. avaliaram os efeitos das chupetas ortodônticas convencionais na dentição decídua. Os resultados mostraram um aumento estatístico do overjet no grupo das chupetas "ortodônticas" e uma incidência significativamente maior de mordida aberta no grupo das chupetas convencionais quando estes grupos foram comparados. Dados subsequentes não demonstraram benefícios significativos das chupetas não convencionais, mas uma tendência para as mordidas abertas se fecharem após a cessação do hábito.

Hábitos dos lábios e da língua

Os dentistas e os terapeutas da fala atribuem frequentemente a má oclusão por mordida aberta a uma função anormal da língua. Straub sugeriu que o impulso da língua pode produzir mordidas abertas, mas não apresentou dados para fundamentar a afirmação; James e Townsend descreveram diferentes tipos de impulso da língua com base nas deformidades resultantes; Tulley classificou o impulso da língua como um hábito endógeno ou como um comportamento adaptativo baseado em grande parte na morfologia facial e na atividade de deglutição.

De acordo com Proffit e Mason, é mais provável que o impulso da língua seja uma adaptação à mordida aberta, e a terapia destinada a alterar o padrão de deglutição não é indicada. Dada a fisiologia do movimento dentário, é improvável que o impulso da língua, mas sim a postura da língua em repouso, desempenhe um papel na etiologia da mordida aberta. A teoria do equilíbrio sugere que forças contínuas leves são responsáveis pelo movimento e posição dos dentes.

Estas forças podem ser externas (dígitos) ou internas (postura da língua ou forças periodontais). Forças abruptas e intermitentes (forças da língua devido à deglutição) são muito menos prováveis de serem um fator causal. As recomendações de Proffit e Mason, como na altura, são boas recomendações clínicas ainda hoje. Eles sugerem que a terapia para a posição anterior da língua não é justificada com ou sem má oclusão antes da adolescência. Além disso, a terapia da língua é mais eficaz quando combinada com o tratamento ortodôntico. A terapia da fala pode ser combinada com o tratamento ortodôntico e possivelmente com a terapia miofuncional em crianças mais velhas.

Obstrução das vias aéreas

Os doentes com faces desproporcionadamente longas do ponto de vista esquelético são frequentemente suspeitos de terem uma obstrução das vias respiratórias. A aparência facial destes doentes foi caracterizada há muitos anos como fácies adenoide: as bochechas são estreitas, as narinas são estreitas e comprimidas, os lábios são separados e, frequentemente, há sombras exageradas por baixo dos olhos.

Esta terminologia levou à noção errónea de que o padrão facial alongado familiar, com uma boca aberta e uma expressão aborrecida, estava exclusivamente relacionado, ou principalmente relacionado, com uma massa adenoide obstrutiva ou com qualquer outra perturbação respiratória.

Não levou em conta que a condição patológica que causava a obstrução poderia estar relacionada a doenças ou anormalidades dos cornetos, do septo e da arquitetura nasal externa, ou a uma massa adenoideana obstrutiva que pode ter sido resolvida no momento em que uma avaliação das vias aéreas superiores é realizada. Um relatório de Linder-Aronson em 1970 renovou o interesse nessa complexa relação entre o padrão respiratório e o crescimento e desenvolvimento facial. O autor demonstrou uma relação estatisticamente significativa entre o tecido adenoideano obstrutivo e certos padrões esqueléticos e dentários. Essas alterações incluíam a rotação da mandíbula no sentido horário, de modo que a mandíbula ficasse em uma direção mais vertical e para trás, causando alongamento da altura anterior inferior da face, mordida aberta e retrognatia. Apesar de estatisticamente significante, as ramificações clínicas foram mínimas. Em outro estudo, Hultcrantz examinou a incidência de mordida aberta em crianças com obstrução amigdaliana e encontrou uma proporção maior de mordidas abertas do que em crianças com vias aéreas desobstruídas. Harvold demonstrou que a obstrução total das vias respiratórias nasais causava vários problemas de desenvolvimento, mas que a mordida aberta se desenvolvia nalguns animais. Este facto foi erradamente interpretado por muitos como indicando que a respiração bucal era a causa das mordidas abertas. Na realidade, a obstrução nasal total em humanos é rara e incompatível com a vida do recém-nascido.

Grande parte da controvérsia parece resultar da falta de critérios objectivos utilizados para avaliar a morfologia facial e os comportamentos respiratórios. Os recentes desenvolvimentos na avaliação da morfologia facial e das variáveis respirométricas permitem explorar melhor esta relação. Também foram feitos progressos consideráveis na quantificação do modo de respiração. Anteriormente, os investigadores utilizavam métodos não revelados, subjectivos ou pouco fiáveis para avaliar e classificar a respiração como nasal, oral ou uma combinação destes dois modos. As radiografias cefalométricas laterais foram utilizadas para avaliar quantitativamente o tamanho e a permeabilidade das vias aéreas. Embora tenham sido encontradas correlações positivas entre o fluxo de ar e as medidas das vias aéreas a partir de radiografias cefalométricas, a validade da avaliação de uma estrutura tridimensional com uma projeção radiográfica bidimensional é questionável.

Vários investigadores utilizaram medidas de resistência nasal para determinar a dinâmica das vias aéreas. Embora as medidas de resistência nasal sejam válidas e fiáveis quando utilizadas de forma adequada, este método tem algumas limitações.

A resistência nasal não pode ser correlacionada com o modo respiratório, os componentes nasais e orais proporcionais da respiração, Um sistema para medir objetivamente o comportamento respiratório deve permitir a monitorização contínua de ciclos respiratórios sucessivos, medir o fluxo de ar inspiratório e expiratório, fornecer medições simultâneas do fluxo de ar oral e nasal, interferir minimamente com o comportamento respiratório normal e ter um elevado grau de fiabilidade e reprodutibilidade. Estes métodos foram desenvolvidos.

Warren demonstrou um método para avaliar o comprometimento das vias aéreas nasais usando uma técnica para medir a área mínima da secção transversal nasal. Esse método envolveu a modificação do princípio hidráulico teórico e assumiu que a menor área de secção transversal de uma estrutura pode ser determinada se a pressão diferencial através da estrutura for medida simultaneamente com a taxa de fluxo de ar através dela. Essa técnica permite que os médicos estimem o tamanho da área mínima da secção transversal da via aérea nasal durante a respiração e dá alguma indicação do potencial de comprometimento nasal ou da função respiratória normal. Warren et al. também descreveram uma abordagem alternativa para medir a respiração oral e nasal e testaram a sua fiabilidade. Fields et al. demonstraram que os grupos normal e de face longa tinham volumes correntes e áreas mínimas de secção transversal nasal semelhantes, mas os indivíduos de face longa tinham um componente nasal da respiração significativamente menor.

Esses resultados ilustram que grupos sem diferenças significativas no comprometimento das vias aéreas podem demonstrar modos de respiração significativamente diferentes, que podem ser baseados no comportamento e não dependentes das vias aéreas. As alterações posturais podem ser responsáveis pelas alterações morfológicas da face e podem ter sido estabelecidas precocemente como uma adaptação a deficiências anteriores das vias aéreas.

A postura adaptativa pode ter resultado em forças musculares alteradas que podem afetar as estruturas dentárias e esqueléticas.

Solow et al. avançaram essa teoria que foi observada por Warren e Spalding. Devido a resultados contraditórios, estes estudos sugerem que se deve fazer uma avaliação clinicamente fiável da via aérea antes de intervir, para que qualquer tratamento seja dirigido a um agente etiológico válido.

Anomalias do crescimento do esqueleto

Em 1931, Hellmans sugeriu que a mordida aberta se deve principalmente a deficiências esqueléticas. Num estudo de 43 casos de mordida aberta tratados e não tratados, verificou que a percentagem de tratamentos bem sucedidos era igual à percentagem de casos auto-corrigidos no grupo não tratado. Usando medidas antropológicas, ele descobriu que os indivíduos com mordida aberta tinham ramos mais curtos e maior altura facial total.

Noutro estudo de Schudy, verificou-se que a rotação da mandíbula no sentido dos ponteiros do relógio (vista do lado direito do doente) resulta de um crescimento vertical excessivo em relação ao crescimento horizontal. Esse tipo de padrão de crescimento ocorre quando o crescimento vertical na região dos molares é maior do que o crescimento no côndilo.

As influências genéticas e ambientais que encorajam o crescimento vertical na região molar, que não são compensadas pelo crescimento no côndilo ou no ramo posterior, resultarão em mordida aberta anterior. Da mesma forma, as forças que impedem a erupção na região incisal também resultam em mordida aberta anterior.

Em resumo, a má oclusão vertical desenvolve-se como resultado da interação de muitos factores etiológicos. Em crianças pequenas, os hábitos dentários e as chupetas são os agentes etiológicos mais comuns. Nos anos de dentição mista, para além da mordida aberta transitória normal, algumas mordidas abertas são provavelmente atribuíveis a hábitos persistentes, enquanto outras são claramente de natureza esquelética. No adolescente e no adulto, é difícil atribuir uma causa única. A influência da língua, do lábio e das vias aéreas no desenvolvimento da má oclusão ainda não foi comprovada. As variações na intensidade do crescimento, a função dos tecidos moles e da musculatura da mandíbula e o desenvolvimento dento-alveolar individual influenciam a evolução dos problemas de mordida aberta.

5. Diagnóstico

História clínica:

A mordida aberta confinada aos componentes dentoalveolares está associada a alguns hábitos como a sucção do polegar ou a deglutição com impulso da língua, como descrito anteriormente, que podem ser obtidos através de uma anamnese cuidadosa. A verdadeira deformidade esquelética da mordida aberta está mais relacionada com factores genéticos. 1,2,3,4,6,9,11,25

Análise morfológica:

A avaliação clínica da estética facial em indivíduos com deformidade de mordida aberta concentra-se no seguinte:

1. **Competência labial**: A competência labial existe quando o fecho dos lábios pode ser conseguido facilmente sem hiperfunção da musculatura perioral. A separação dos lábios em repouso por mais de 3 a 4 mm torna isso impossível. Em indivíduos com mordida aberta grave, a separação dos lábios pode atingir 10 a 12 mm.

2. **Relação dos dentes superiores com o lábio superior:** A exposição de até um quarto de cada dente anterior superior é considerada normal quando o lábio superior está em repouso.

3. **Ângulo nasolabial**: O ângulo nasolabial normal situa-se entre 90° - 110° .

4. **Comprimento da parte inferior do rosto:** Idealmente, as alturas dos terços superior, médio e inferior da face devem ser aproximadamente iguais. O terço inferior da face é quase sempre alongado na deformidade de mordida aberta.

5. **Posição antero-posterior do queixo:** Um queixo retruído é um achado frequente na deformidade de mordida aberta. Isto indica que a mandíbula rodou para baixo e para trás.

6. **Largura da base alar:** Idealmente, a largura da base alar deve ser cerca de um quinto da largura total do rosto, medida ao longo de uma linha que passa pelas pupilas dos olhos.

Normalmente, os indivíduos com deformidade de mordida aberta podem ter bases alares estreitas, especialmente nos casos em que o paciente tem o hábito de respirar pela boca. Nestes casos, o componente de crescimento da função não é corretamente transmitido ao complexo naso-maxilar.

Análise cefalométrica:

Os achados comuns, mas variáveis, da deformidade de mordida aberta do tipo esquelético são os seguintes:

1. **Aumento da altura facial anterior**
2. **Ângulo do plano mandibular acentuado e ângulo goníaco obtuso**
3. **Comprimento normal do corpo mandibular**
4. **Comprimento do ramo ascendente normal ou diminuído**
5. **Aumento da distância entre o pavimento nasal e os dentes maxilares**
6. **Plano palatino inclinado mais alto anteriormente do que posteriormente**
7. **Posição baixa do forame mental**
8. **Diminuição da base posterior do crânio (S- basion)**
9. **Curva plana ou inversa do plano oclusal mandibular**
10. **Curva excessiva do plano oclusal do maxilar**

A deformidade da mordida aberta, quer se deva a um envolvimento do esqueleto maxilar quer a um envolvimento do esqueleto mandibular, pode ser avaliada através de uma análise morfológica e cefalométrica.

Os seis critérios importantes tomados em consideração são os seguintes:

1. **Ângulo nasolabial:** Indica se existe uma deficiência ou excesso sagital do maxilar

2. **Posição do lábio superior em repouso:** dá uma indicação da deficiência ou excesso vertical do maxilar e do comprimento do lábio superior.

3. **Plano oclusal dos dentes maxilares e mandibulares**: O plano oclusal tanto da maxila como da mandíbula é considerado e o defeito pode ser avaliado se se encontra na região anterior ou posterior da maxila e/ou da mandíbula.

4. **Altura facial anterior e posterior e sua proporção:** Na maioria dos casos de mordida aberta anterior, a altura facial anterior está aumentada.

5. **Aposição labial:** Na maioria dos casos de mordida aberta anterior a aposição labial é difícil e há um aumento da proporção da altura facial anterior. Nos casos em que a altura facial é normal e a aposição labial é boa, a cirurgia é efectuada nos segmentos dentoalveolares e não no esqueleto basal.

6. **Subnasal perpendicular ao plano horizontal de Frankfort:** Esta análise tem por objetivo avaliar a posição sagital dos dentes maxilares, dos dentes mandibulares, do queixo e dos lábios.

Estudos de modelos:

É imperativo que sejam efectuados estudos de modelos, cirurgias simuladas e confeção de talas antes de planear qualquer procedimento cirúrgico. Isto é especialmente verdadeiro no caso de deformações de mordida aberta. Uma compreensão tridimensional da situação pode ser bem decifrada a partir da análise do modelo e da cirurgia simulada. Os movimentos verticais do segmento de corte do esqueleto maxilar e mandibular podem, por vezes, causar discrepâncias planas da oclusão e da crista alveolar. Discrepâncias graves deste tipo podem comprometer a estabilidade e causar infecções periodontais, respetivamente. As infecções periodontais no local da osteotomia podem resultar na perda de dentes adjacentes.

6. Considerações sobre o tratamento

Afirmar que existem curas para a má oclusão por mordida aberta é enganador. Indicar que algumas abordagens são mais racionais do que outras é justo. Infelizmente, os resultados clínicos a longo prazo não estão bem documentados. A discussão apresenta alguns dados e algumas impressões clínicas. O tratamento dos problemas de mordida aberta varia desde a observação ou procedimentos simples de controlo de hábitos até procedimentos cirúrgicos complexos. Isto é complicado pelo facto de o crescimento vertical ser a última dimensão a ser completada, o que significa que, por vezes, um tratamento simples prevalecerá, enquanto que, outras vezes, poderá parecer bem sucedido num determinado momento, mas falhará mais tarde. Implica também que alguns tratamentos podem ser extremamente longos, se iniciados precocemente. A relação custo-eficácia destes planos prolongados deve ser questionada. As técnicas de tratamento podem ser classificadas como de hábito, de aparelho ou cirúrgicas. As técnicas simples são aquelas em que o fator etiológico é removido e a mordida se fecha pelo processo eruptivo normal, ou o fechamento é reforçado com o uso de aparelhos ortodônticos. Os procedimentos mais difíceis são aqueles em que se tenta a intrusão (intrusão ativa ou relativa, conseguida através da inibição da erupção dos dentes posteriores) com aparelhos ortodônticos. Nalguns casos, a cirurgia ortognática é o último e único recurso. Muitas vezes, as abordagens de tratamento são combinadas quando a etiologia não é clara.

O tratamento da apertognatia passa pelo tratamento da causa. Conhecidos os vários factores etiológicos da apertognatia, o tratamento depende da idade em que é descoberta. O facto de a apertognatia ser tratada logo que é observada é a abordagem para o tratamento da apertognatia. Assim, o tratamento depende da idade em que o doente apresenta o problema. [1,2,3,4,7,8,14,18,20]

As principais abordagens são:

Terapia para quebrar hábitos

Terapia com aparelhos

Terapia cirúrgica

GESTÃO DA SUCÇÃO DO POLEGAR:

ABORDAGEM PSICOLÓGICA:

Diz-se geralmente que as crianças que carecem de cuidados parentais, amor e afeto recorrem a este hábito. Assim, os pais devem ser aconselhados a dar à criança amor e afeto adequados. Os pais também devem ser aconselhados a dirigir a atenção da criança para outras coisas, como brincadeiras e brinquedos.

O sucesso de qualquer procedimento de interceção de hábitos depende em grande parte da cooperação do sujeito e da sua vontade de ser ajudado a interromper o seu hábito de sucção. Assim, os pais e o dentista devem procurar motivar a criança.

Dunlop apresentou uma teoria denominada hipótese Beta que afirma que a melhor forma de quebrar um hábito é através da sua repetição consciente e intencional. Dunlop sugere que se peça à criança que se sente em frente a um espelho grande e que chupe o polegar, observando-se a si própria enquanto pratica o hábito. Este procedimento é muito eficaz se a criança for convidada a fazer o mesmo numa altura em que esteja envolvida numa atividade agradável.

AJUDAS MECÂNICAS:

Basicamente, são aparelhos remanescentes que ajudam a criança que está disposta a deixar o hábito, mas não é capaz de o fazer, uma vez que os aparelhos consistem normalmente num berço colocado palatino aos incisivos superiores.

OS DISJUNTORES PODEM SER DE DOIS TIPOS

a) Quebra de hábitos amovíveis:

Trata-se de um aparelho removível passivo que consiste num berço e é fixado à cavidade oral por meio de grampos nos dentes posteriores.

b) Quebra de hábitos fixos:

Os fios de aço inoxidável de grande calibre podem ser concebidos para formar uma estrutura que é soldada a bandas nos molares.

Outras ajudas que podem ser utilizadas para intercetar o hábito incluem a ligadura do polegar e a ligadura do cotovelo.

Abordagem química:

A utilização de uma preparação de sabor amargo (ou) de cheiro desagradável colocada no polegar que é chupado pode tornar o hábito desagradável.

- Os medicamentos que podem ser utilizados incluem :
- A) Pimenta dissolvida num meio volátil.
- B) Quinino.
- C) Asafetida.

TERAPIA POR RECORDAÇÃO:

A segunda abordagem, a terapia do resto, é adequada para aqueles que desejam parar o hábito, mas precisam de alguma ajuda. Uma ligadura adesiva fixada com fita adesiva à prova de água no dedo que comete a infração pode servir como um lembrete constante para não colocar o dedo no suporte. A ligadura permanece no local até o hábito ser extinto. Alguns médicos utilizam uma luva (ou meia) para cobrir os dedos da mão. Outra abordagem consiste em pintar uma substância amarga disponível no mercado nos dedos que estão a ser chupados.

Todos estes métodos têm como objetivo lembrar a criança de não colocar os dedos na boca. No entanto, por vezes este tipo de terapia é entendido como um castigo e pode não ser tão eficaz como um lembrete neutro.

SISTEMA DE RECOMPENSAS:

Um terceiro tratamento para os hábitos orais é um sistema de recompensas. É redigido um contrato entre a criança e os pais (ou) entre a criança e o dentista. O contrato estipula simplesmente que a criança deixará de ter o hábito num determinado período de tempo e, em troca, receberá uma recompensa. A recompensa não precisa de ser extravagante, mas deve ser suficientemente especial para motivar a criança. Os elogios dos pais e do dentista têm um papel importante. Quanto maior for o envolvimento da criança no projeto, maior é a probabilidade de o projeto ser bem sucedido. O envolvimento pode incluir a colocação de estrelas num calendário caseiro quando a criança conseguiu evitar o hábito durante um dia inteiro. O sistema de recompensas e a terapia de restos podem ser combinados para aumentar a probabilidade de sucesso.

TERAPIA ADJUVANTE:

Se o hábito persistir após a terapia do remanescente e da recompensa e a criança quiser realmente eliminar o hábito, pode ser utilizada uma terapia adjuvante que inclua um método para interromper fisicamente o hábito e lembrar o paciente.

Este tipo de tratamento envolve normalmente envolver o braço do doente numa ligadura elástica para que não possa ser fletido e a mão introduzida na boca, (ou) colocar um aparelho na boca que desencoraja fisicamente o hábito, dificultando a sucção do polegar (ou) dedo. O dentista deve explicar ao paciente e aos pais que o aparelho não é um castigo, mas sim um lembrete permanente para não colocar o dedo na boca. O método da ligadura elástica é normalmente aplicado apenas à noite. A ligadura é enrolada de forma solta sobre o braço, estendendo-se abaixo ou acima do cotovelo. O sucesso ao longo de várias semanas deve ser recompensado. O programa completo pode demorar 6 a 8 semanas. Os dois aparelhos mais frequentemente utilizados para desencorajar o hábito de sucção são o quad helix e o crib palatal. O quad helix é um aparelho fixo normalmente utilizado para expandir uma arcada maxilar constrita - um achado comum acompanhado de mordida cruzada posterior em pacientes que praticam sucção não nutritiva. As hélices do aparelho servem para lembrar a criança de não colocar o dedo na boca. A hélice quádrupla é um aparelho versátil porque pode corrigir uma mordida cruzada posterior e, ao mesmo tempo, desencorajar o hábito de colocar o dedo na boca. O berço palatino foi concebido para interromper o hábito do dedo, interferindo com a colocação do dedo e a satisfação da sucção. O berço palatino é geralmente utilizado em crianças nas quais não existe mordida cruzada posterior. No entanto, também pode ser utilizado como um retentor após a expansão maxilar com uma hélice quádrupla numa criança que não tenha deixado de chupar com a hélice quádrupla.

Os pais e a criança devem ser informados de que certos efeitos secundários aparecem temporariamente após a cimentação do berço palatino. Os padrões de alimentação, fala e sono podem ser alterados durante os primeiros dias após a colocação do aparelho. Os aparelhos de desincentivo de hábitos adjuntos devem ser deixados na boca durante 6 a 12 meses como um retentor. O crib palatino geralmente faz com que a criança pare de sugar imediatamente, mas requer pelo menos mais 6 meses de uso para extinguir completamente o hábito. A hélice quádrupla também requer um mínimo de 6 meses de tratamento. Três meses são necessários para corrigir a mordida cruzada, e 3 meses são necessários para estabilizar o movimento.

APARELHOS AMOVÍVEIS:

1) Espigões da língua
2) Protetor de língua
3) Espigões/raios

APARELHOS FIXOS:

1) Hélice quádrupla
2) Ancinhos de feno
3) Arco lingual maxilar com berço palatino

<u>GESTÃO DA RESPIRAÇÃO BUCAL</u>

1. Encaminhamento do otorrinolaringologista para tratamento da obstrução nasofaríngea.

2. Prevenção e interceção. Normalmente cessa na puberdade (ou) depois dela devido ao aumento do tamanho da passagem durante o período de crescimento rápido. A respiração bucal pode ser interceptada através da utilização de um filtro oral.

3. Terapia miofuncional :

* Durante o dia - segurar o lápis entre os lábios.

* Durante a noite - colar os lábios com fita adesiva cirúrgica na respiração bucal habitual. Segurar uma folha de papel entre os lábios. Pedaço de cartão de 1 x 1 ½ polegada mantido entre os lábios. Os doentes com lábio superior curto e hipotónico esticam o lábio superior para manter a vedação labial ou esticam-no no sentido descendente em direção ao queixo. Exercício de puxar o botão: Pega-se num botão de 1 ½ polegada de diâmetro e passa-se um fio através do botão. Pede-se ao doente que coloque o botão atrás do lábio e puxe o fio, impedindo-o de ser puxado para fora através da pressão do lábio.

Exercício de cabo de guerra: Trata-se de 2 botões com um colocado atrás dos lábios enquanto o outro botão é segurado por outra pessoa para puxar o fio. Soprar por baixo do lábio superior e manter sob tensão até uma contagem lenta de 4, repetir 25 vezes por dia. Passar o lábio superior por cima dos incisivos superiores e manter sob tensão durante uma contagem de 10.

ECRÃ ORAL / ECRÃ VESTIBULAR / ESCUDO ORAL:

O protetor oral é um dispositivo colocado no vestíbulo que impede a entrada de ar pela boca e orienta a contração dos lábios contra os dentes anteriores em labioversão. É utilizado para reter os lábios.

Não deve ser utilizado se a criança tiver dificuldade respiratória ou obstrução nasal. Não é útil para a correção da má oclusão de classe II.

Inicialmente, podem ser efectuados orifícios de respiração. Isto permite a passagem de alguma quantidade de ar para a boca. À medida que a criança aprende a respirar pelo nariz, encher alguns orifícios com acrílico para que cada vez menos ar entre pela boca e, finalmente, fechar todos os orifícios.

TRATAMENTO DO IMPULSO DA LÍNGUA

O tratamento do impulso da língua pode ser dividido em várias etapas:

Treino da deglutição correcta e da postura da língua.

a) Exercícios miofuncionais:

O doente pode ser orientado relativamente à postura correcta da língua durante a deglutição através de vários exercícios:

1. Pede-se à criança que coloque a ponta da língua na zona das rugas durante 5 minutos e que engula.

2. Exercício ortodôntico com elástico e rebuçados de fruta sem açúcar. Estes podem ser segurados pela ponta da língua contra o palato na zona das rugas durante a prática.

3. Exercícios 4S. Isto inclui identificar a mancha, salivar, apertar a mancha e engolir.

Colocar a língua sobre a mancha, salivar, apertar contra a mancha e engolir.

4. Outros exercícios. A criança é convidada a efetuar uma série de exercícios como assobiar, contar de sessenta a sessenta e nove, gargarejar, bocejar, etc,

b) Utilização de aparelhos como guia para o posicionamento correto da língua:

O método correto de deglutição deve ser praticado uma (ou) duas vezes por dia. Assim que o doente estiver familiarizado com a nova posição da língua, é fornecido um aparelho para treinar o posicionamento correto da língua.

Trainer pré-ortodôntico para treino miofuncional:

Este aparelho ajuda a posicionar corretamente a língua com a ajuda de tractores linguais. Os protectores linguais evitam o impulso da língua quando estão colocados.

Aparelho de arco palatino de Nance:

Neste caso, o botão de acrílico pode ser utilizado como guia para colocar a língua na posição correcta.

MECANOTERAPIA:

Tanto os aparelhos fixos como os removíveis podem ser fabricados para restringir o movimento anterior da língua durante a deglutição, com o objetivo de manter a língua numa posição superior mais posterior na cavidade oral.

TERAPIA COM APARELHOS REMOVÍVEIS:

Podem ser utilizadas várias modificações do aparelho de Hawley para tratar o impulso da língua.

O acrílico deve ser removido da área marginal gengival das superfícies linguais do maxilar anterior para permitir que os incisivos sejam movidos para lingual. Quando o fio labial é ativado, os anéis do suporte para a língua são removidos um a um, à medida que o paciente vai sendo desmamado do aparelho de hábito ao longo de um período de 6 meses.

APARELHO FIXO QUE QUEBRA O HÁBITO:

São colocadas coroas e bandas no primeiro molar permanente e é adaptada uma barra lingual em forma de "U" de aço inoxidável de 0,040 polegadas, começando de um lado e estendendo-se até ao interior carmim ao nível da margem gengival. O fio de base é então adaptado para seguir o contorno do palato e curvado posteriormente para contactar a coroa metálica no primeiro molar permanente. Após o fabrico da barra de base, o berço pode ser formado. Três (ou) quatro projecções em forma de "v" que se estendem para baixo até um ponto imediatamente atrás do cíngulo dos incisivos mandibulares.

Em resumo, qualquer uma das abordagens da dentição mista deve ter em conta vários factores. Primeiro, o crescimento facial pode fazer com que esses esforços não sejam bem sucedidos a longo prazo. A terapia com aparelhos fixos, com sua biomecânica extrusiva, não deve reverter os ganhos obtidos anteriormente. Combinações de técnicas podem ser essenciais mesmo durante as fases de acabamento e retenção. Por essa razão, pode ser melhor abordar apenas problemas leves ou moderados ou aqueles em pacientes que estão perto do final do crescimento, e não problemas graves de mordida aberta. Em segundo lugar, qualquer tratamento destinado a controlar a erupção numa arcada deve evitar a erupção compensatória na arcada oposta.

7. Análise cefalométrica para cirurgia ortognática

O planeamento do tratamento de pacientes que necessitam de cirurgia ortognática deve incluir uma análise cefalométrica dos tecidos duros e dos tecidos moles. Embora a análise dos tecidos duros mostre a natureza da discrepância esquelética existente, é incompleta no fornecimento de informações sobre a forma e as proporções faciais do paciente e, em muitos casos, pode ser enganadora.[1,2,3,4]

A espessura dos tecidos moles que cobrem os dentes e os ossos é altamente variável, e esta variação pode ser maior do que a variação encontrada na posição e tamanho dos dentes e ossos. Como resultado, as medições dos tecidos duros podem desviar-se consideravelmente da forma facial que o doente expressa com os tecidos moles. Os doentes podem parecer mais ou menos convexos nos seus perfis do que o indicado pelos seus tecidos duros devido a diferenças na espessura dos tecidos moles, particularmente na junção do nariz e do lábio superior e na região do queixo. Do mesmo modo, os lábios podem ser mais protrusivos ou retrusivos do que o indicado pelas medições dento-esqueléticas devido a lábios excessivamente espessos ou finos.[6,9,11,13]

No planeamento da cirurgia em doentes com discrepâncias verticais, o comprimento dos lábios é um fator importante. Os lábios podem ser relativamente curtos, permitindo que o doente produza o fecho labial apenas com grande dificuldade. Se o comprimento do lábio superior for curto, uma quantidade excessiva de incisivos maxilares aparecerá durante a fala. Por conseguinte, o diagnóstico das discrepâncias verticais depende de factores relacionados com os tecidos moles e com os tecidos duros.[14,18,20,21]

As análises esqueléticas tendem a utilizar planos arbitrários, como o horizontal de Frankfort e o sela-naso, para determinar se uma maxila ou mandíbula está anormalmente posicionada. Os planos de referência podem ser enganadores, uma vez que podem variar tal como os pontos de referência na maxila e mandíbula que estão relacionados com eles. Embora um plano horizontal postural possa corrigir a natureza arbitrária de um plano de referência, ele não resolve o problema básico de que um perfil facial reflete a harmonia entre muitas áreas faciais que dependem da posição dos dentes, da posição dos ossos e da massa de tecido mole. Assim, áreas de tecidos moles como o pescoço, o nariz e os lábios devem ser consideradas para determinar se existe prognatismo ou retrognatismo da mandíbula.[22,23]

Burstone desenvolveu anteriormente um sistema de análise de tecidos moles para o planeamento do tratamento de pacientes que necessitam de tratamento ortodôntico. Com o desenvolvimento e o interesse atual nos procedimentos cirúrgicos ortodônticos, esta análise foi reduzida às suas medidas mais relevantes que são particularmente significativas para o paciente cirúrgico. [25,26]

Marcos cefalométricos

Os pontos de referência dos tecidos moles utilizados nesta análise cefalométrica são os seguintes

- Glabela (G), o ponto mais proeminente no plano médio-sagital da testa.

- Ponto da columela (Cm), o ponto mais anterior da columela do nariz.

- Subnasal (Sn), o ponto em que o septo nasal se funde com o lábio cutâneo superior no plano médio-sagital.

- Labrale superius (Ls), ponto que indica o bordo mucocutâneo do lábio superior.

- Estómio superior (Stm), o ponto mais baixo do vermelhão do lábio superior.

- Stomion inferius (Stm), o ponto mais elevado do vermelhão do lábio inferior.

- Labrale inferius (Li), um ponto que indica o bordo mucocutâneo do lábio inferior.

- Sulco mentolabial (Si), o ponto de maior concavidade na linha média entre o lábio inferior (Li) e o queixo (Pg').

- Pogónio de tecido mole (Pg'), o ponto mais anterior do queixo de tecido mole.

- Gnátio dos tecidos moles (Gn'), o ponto médio construído entre o pogónio dos tecidos moles e os tecidos moles.

Embora o ângulo nasolabial tenha em conta a inclinação da columela do nariz, é útil para avaliar a posição do lábio superior. Um ângulo nasolabial agudo permite-nos frequentemente retrair cirurgicamente a maxila ou os incisivos superiores, ou ambos. Um ângulo nasolabial obtuso sugere um grau de hipoplasia maxilar e exige um avanço maxilar ou uma proclinação ortodôntica dos incisivos superiores.

A posição antero-posterior do lábio é avaliada traçando uma linha desde o subnasal até ao pogónio do tecido mole, e a quantidade de protrusão ou retrusão labial é medida como uma distância linear perpendicular a partir desta linha até ao ponto mais proeminente de ambos os lábios. Existem muitos factores envolvidos na protrusão labial e é óbvio que a quantidade de protrusão pode ser controlada por vários procedimentos ortodônticos e cirúrgicos. A retração ou protracção cirúrgica ou ortodôntica dos incisivos, ou o avanço ou redução da proeminência do queixo, ou ambos, podem obter uma posição concordante dos lábios.

O sulco labiomental é medido a partir da profundidade do sulco perpendicular à linha Li-Pg'. Um sulco de cerca de 4 mm é a média para proporcionar um contorno agradável entre o lábio inferior e o queixo. Incisivos inferiores alargados, incisivos superiores extruídos que enrolam o lábio inferior, tom flácido do lábio inferior e morfologia anormal do próprio lábio são factores que podem afetar a inclinação do lábio inferior e aprofundar o sulco labiomental. A verticalização dos incisivos inferiores, a intrusão dos incisivos maxilares e a queiloplastia para retrair o lábio inferior podem ajudar a reduzir um sulco profundo. A proeminência do queixo ósseo também afecta a profundidade do sulco. A genioplastia de avanço ajudará a aprofundar o sulco e a genioplastia de redução ajudará a reduzir a profundidade excessiva do sulco.

O terço inferior da face (Sn-Me') pode ser dividido em terços; o comprimento do lábio superior, ou a distância Sn-Stm, deve ser aproximadamente um terço do total, e a distância Stm-Me'deve ser cerca de dois terços. Dito de outra forma, a relação Sn-Stm/Stm-Me' deve ser de 1:2; quando esta relação se torna inferior a metade, deve ser considerada uma genioplastia de redução vertical.

A distância do lábio superior ao incisivo maxilar é um fator chave na determinação da posição vertical do maxilar. Foi demonstrado que dois milímetros de incisivo superior abaixo do lábio superior com o lábio em repouso é desejável. Isto também corresponderá, em geral, a um sorriso agradável. Os pacientes com excesso vertical de maxilar tendem a mostrar uma grande quantidade de incisivo superior com os lábios em repouso. Devemos ter em mente, no entanto, que os pacientes que mostram uma quantidade aumentada de dentes superiores podem ter apenas um lábio superior curto, e devem ser tratados em conformidade. As modalidades de tratamento incluem o estabelecimento ortodôntico de uma grande curva de spaee. Por outro lado, pacientes com face longa que também apresentam mordidas abertas podem ter uma relação dente-lábio aceitável, mas podem necessitar de um reposicionamento superior da porção posterior da maxila.

Os pacientes com deficiência vertical da maxila tendem a não mostrar os dentes maxilares com os lábios relaxados e podem apresentar um aspeto edêntulo. A extrusão ortodôntica dos dentes maxilares ou o posicionamento cirúrgico da maxila inferiormente pode ser o tratamento preferível nestes pacientes com uma face curta, desde que seja possível um aumento estável da dimensão vertical.

O intervalo interlabial, ou a distância vertical entre o lábio superior e o inferior com os lábios em repouso, foi demonstrado por Burstone como sendo razoavelmente ideal num intervalo de apenas um ligeiro contacto a aproximadamente 3 mm de distância. Os pacientes com excesso vertical da maxila tendem a apresentar grandes espaços interlabiais e incompetência labial. A elevação do nível da maxila para encurtar a altura facial diminuirá um grande espaço interlabial e permitirá ao doente fechar os lábios sem esforço muscular.

8. Controlo cirúrgico

A história da cirurgia ortognática começou com procedimentos segmentares na mandíbula por S.R. Hullihen - que realizou uma operação para a correção da distorção da face causada por queimaduras. Foi efectuado um procedimento semelhante para a correção da mordida aberta anterior. Os procedimentos segmentares maxilares começaram com a osteotomia maxilar anterior efectuada por Cohn Stock em 1921. Ele realizou a osteotomia maxilar anterior através de uma osteotomia em forma de cunha numa mulher com excesso maxilar anterior. Esta técnica cirúrgica também foi utilizada para a correção da mordida aberta anterior. Ao longo da história, foram desenvolvidas várias modalidades de tratamento para a correção da apertognatia. A osteotomia incompleta foi realizada por Cohn Stock no palato, resultando em recidiva após 4 semanas. Mais tarde, Wassumund, em 1935, efectuou uma osteotomia maxilar anterior modificada a partir da abordagem labial. O seu aluno Schudart efectuou uma osteotomia maxilar posterior em 1955 como um procedimento de duas fases. Os procedimentos segmentares mandibulares começaram com o procedimento de Kole com osteotomia maxilar anterior e osteotomias subapicais mandibulares anteriores em 1968 para a correção da mordida aberta. [1,2,3,4,10,11,12,15,16,17,19,24,26,28-35]

De todos os procedimentos cirúrgicos iniciais, a osteotomia em V de Hullihen foi utilizada muito frequentemente para a correção da mordida aberta anterior. Esse procedimento é muito semelhante ao da osteotomia subapical mandibular anterior. Os outros procedimentos que foram utilizados para a correção da apertognatia foram

1. Osteotomia em Y de Thoma
2. Osteotomia de Lane e Pickerel V
3. Osteotomia trapezoidal de Thoma
4. Osteotomia de Babcock
5. Osteotomia de Limberg
6. Osteotomia de Picher e de Trauner

7. Osteotomia oblíqua deslizante de Shira

A osteotomia em Y de Thomas é semelhante à osteotomia em V, mas é efectuada na região posterior. Um osso em forma de cunha é removido do bordo superior e o segmento distal é rodado no sentido dos ponteiros do relógio para fechar a mordida aberta anterior. A principal desvantagem é a maior probabilidade de lesão do nervo durante o procedimento.

Lane e Pickerel propuseram a osteotomia em forma de V para a correção da mordida aberta. É semelhante à osteotomia básica de Hullihen, mas esta osteotomia estende-se até ao bordo inferior da mandíbula. O segmento completo foi rodado no sentido dos ponteiros do relógio sem perturbar a oclusão.

A osteotomia trapezoidal de Thoma é um procedimento que foi utilizado para corrigir o prognatismo juntamente com a apertognatia. Neste procedimento, foi removida uma peça trapezoidal de osso e o segmento distal foi reposicionado posteriormente e rodado no sentido dos ponteiros do relógio para a correção simultânea do prognatismo e da apertognatia.

Babcock realizou a condilectomia para a correção da mordida aberta anterior. Uma vez efectuada a condilectomia, o segmento distal foi rodado no sentido dos ponteiros do relógio para fechar a apertognatia. A fixação intermaxilar foi efectuada durante 4 semanas para que a adaptação ocorresse. A principal desvantagem foi o facto de ser um procedimento cego e o resultado não ser previsível, com menor estabilidade.

A Osteotomia de Limberg foi um procedimento semelhante ao da osteotomia sub-sigmoide. Realizou uma osteotomia vertical até à língula e levou a osteotomia posteriormente. Isto resultava num segmento distal livre que se podia mover no sentido dos ponteiros do relógio para fechar a mordida aberta. Este procedimento também não era estável e também necessitava de fixação intermaxilar pós-operatória.

Picher e Trauner efectuaram uma osteotomia em forma de L invertido, de modo a que o segmento distal possa ser rodado no sentido dos ponteiros do relógio. A vantagem deste procedimento foi que, como há sobreposição dos segmentos, a estabilidade foi muito maior em comparação com os procedimentos cirúrgicos anteriormente mencionados.

Shira efectuou uma osteotomia deslizante oblíqua, em que os segmentos proximal e distal se sobrepõem, diminuindo assim a probabilidade de recidiva. A rotação no sentido dos ponteiros do relógio do segmento distal provocou o encerramento da mordida aberta.

A extração estava a ser realizada para o encerramento da mordida aberta anterior. Uma vez que a mordida aberta ocorre devido ao engasgamento posterior, a extração dos terceiros molares, com ou sem extração dos segundos molares, levou ao fecho da charneira na oclusão, levando ao encerramento da mordida aberta anterior. Este é um dos procedimentos mais simples para a correção da mordida aberta. A desvantagem é que o fechamento completo da mordida aberta pode não ocorrer.

Procedimento do Kole:

Este procedimento foi realizado para a correção simultânea da mordida aberta anterior e da face longa ou excesso vertical aumentado. Este procedimento inclui a osteotomia subapical anterior combinada com a genioplastia para a redução da altura vertical. Como o segmento sub apical anterior foi posicionado superiormente para o fechamento da mordida aberta anterior, a genioplastia de redução vertical foi realizada simultaneamente e o segmento removido foi posicionado entre o segmento sub apical e o mento. A vantagem deste procedimento é a ausência de morbidade no local doador para o enxerto e a correção simultânea da mordida aberta e do aumento da altura vertical.

<u>Osteotomia maxilar anterior</u>

É feita uma ilustração esquemática do procedimento cirúrgico proposto num paciente com prognatismo maxilar. Com o doente sob anestesia geral por inalação nasotraqueal, é injetado analgésico local com epinefrina 1:200.000 no sulco bucal, desde a crista zigomático-alveolar (zona do último molar) de um lado até ao outro. Este procedimento é efectuado antes da preparação do rosto do doente para permitir que a epinefrina obtenha a sua máxima eficácia. Com um bisturi elétrico, faz-se uma incisão horizontal na profundidade do sulco bucal, imediatamente acima do nível dos ápices dos dentes, desde a zona do dente a extrair de um lado até à mesma zona do lado oposto. Superiormente, o mucoperiósteo é descolado, expondo uma quantidade adequada de maxila para a realização dos cortes ósseos indicados. Nas regiões onde os dentes são removidos e as ostectomias interdentais devem ser feitas, o mucoperiósteo é descolado até a crista óssea. Anteriormente, o septo nasal cartilaginoso é elevado do sulco vomeriano com um elevador periosteal e o mucoperiósteo nasal é elevado do assoalho da cavidade nasal anterior. Se a laceração do mucoperiósteo nasal for evitada, há pouca hemorragia nesta área. Em seguida, as osteotomias e ostectomias indicadas são realizadas sob visualização direta. *Não são efectuadas incisões palatinas ou descolamento da mucosa.* Primeiro, os cortes subapicais são efectuados a partir da abertura piriforme do nariz, posteriormente.

Em seguida, as ostectomias alveolares são completadas bilateralmente sem tentar completar toda a ostectomia transpalatina. Coloca-se um dedo palpador na mucosa palatina e a ostectomia transpalatina é completada com o osteótomo e a maxila anterior é "down-fractured". A ostectomia transpalatina é concluída após a fratura do maxilar anterior. Isto proporciona um excelente acesso direto à crista nasal do maxilar e ao osso palatino médio para a remoção do osso indicado nestas áreas. com pouca dificuldade técnica, para realizar esta operação posteriormente através das áreas do primeiro ou segundo molar. Se não for necessário remover nenhum dente, todo o corte alveolar e palatino pode ser efectuado da mesma forma com osteótomos finos.

Após a remoção da crista nasal da maxila, para evitar o desvio do septo, o osso palatino médio indicado é igualmente removido sob visualização direta. Após a conclusão das ostectomias, os dentes são colocados numa tala oclusal de acrílico pré-formada e a tala é ligada à dentição maxilar de modo a que a fixação intermaxilar seja desnecessária. Também pode ser utilizado um fio ortodôntico para evitar a utilização de fixação intermaxilar. A incisão é fechada com sutura crómica 3-0.

A mucosa palatina excessiva é deixada intacta e retrai-se para uma configuração normal em 10 dias.

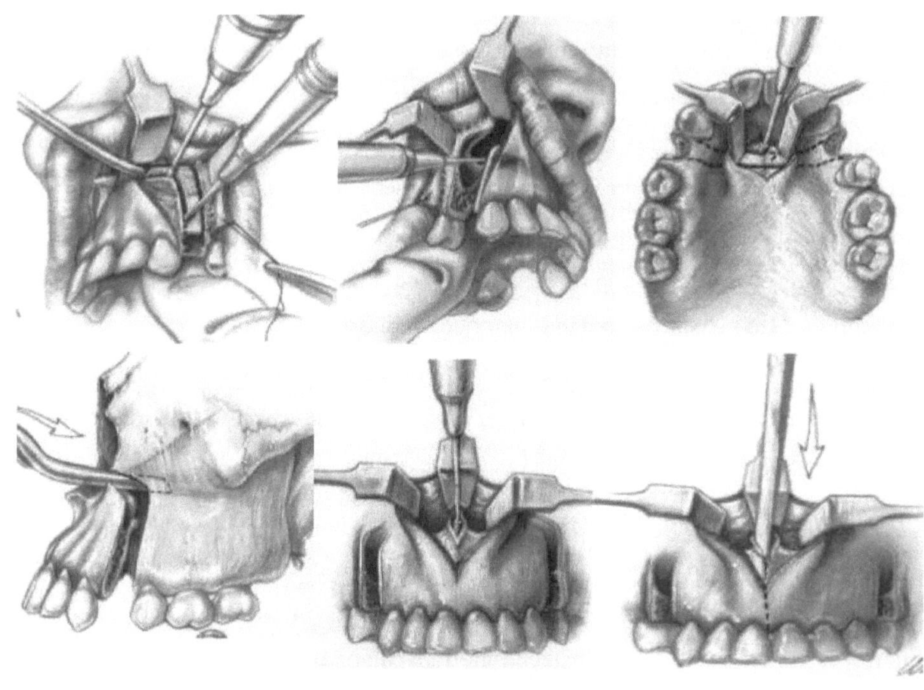

Fig: Passos da Osteotomia Maxilar Anterior

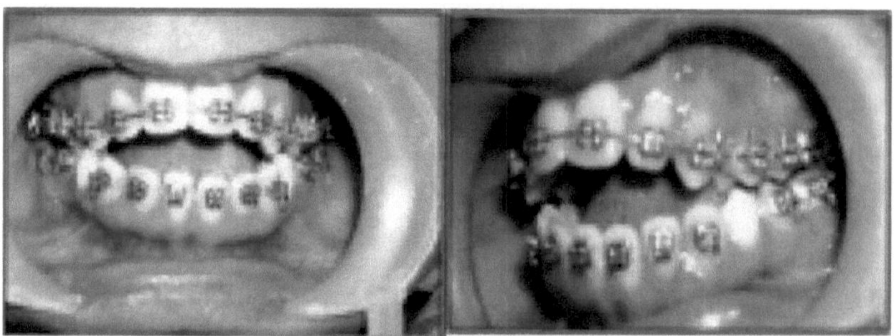

Fig: Imagem pré-operatória da Osteotomia Maxilar Anterior

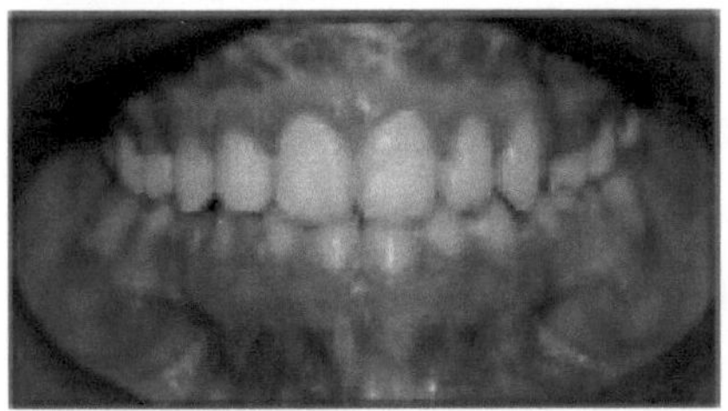

Fig: Pós-cirurgia de Osteotomia Maxilar Anterior

<u>Osteotomia de Leforte 1</u>

Incisão de tecidos moles:

Antes de proceder à incisão cirúrgica, é infiltrada uma solução de anestésico local com epinefrina (lidocaína a 2% com epinefrina 1:100000) na mucosa bucal ao longo de toda a superfície do maxilar, de modo a minimizar a hemorragia e aumentar a anestesia durante o procedimento cirúrgico. Uma vez que o tecido mole palatino é um pedículo vascular importante para o maxilar após a osteotomia completa de LeFort I, não é efectuada qualquer injeção na região palatina.

A perda total de sangue é significativamente reduzida durante a cirurgia através da elevação de 15 graus da cabeça do doente e do controlo da pressão arterial sistólica (cerca de 90 mmHg) com anestesia hipotensiva (Shepherd, 2004).

A incisão dos tecidos moles é efectuada bilateralmente a partir da linha média do fórnix acima dos incisivos centrais até à região do primeiro molar, envolvendo mucosa, músculo e periósteo; após a incisão, o fornecimento de sangue à maxila é garantido por um pedículo largo de tecido bucal sobre os dentes.

Uma dissecção subperiosteal efectuada com um elevador periosteal expõe a parede lateral do maxilar, desde a junção pterigomaxilar até à espinha nasal anterior. Neste ponto, é importante identificar e proteger o feixe neurovascular infraorbitário; a dissecção não deve ser alargada aos tecidos situados atrás da incisão, a fim de preservar uma perfusão óptima da maxila.

A dissecção continua em direção à tuberosidade maxilar e à placa pterigoide, com uma dobra angular inferior atrás do pilar zigomático. Nesta área, recomenda-se a realização de um tunelamento da mucosa sob visão direta, para preservar uma parte ampla e intacta dos tecidos moles bucais. Durante este procedimento, a almofada de gordura bucal pode ser exposta, cobrindo o campo cirúrgico: utilizando um retractor, a almofada de gordura pode ser deslocada lateralmente, depois de coberta com uma gaze humedecida.

A abertura piriforme é exposta e o mucoperiósteo é elevado ao longo do bordo piriforme, do pavimento nasal e da parede lateral sob o corneto inferior, sendo depois refletido com um elevador periostal para expor o pavimento anterior do nariz. O ligamento septo-premaxilar é transeccionado, bem como o músculo transverso nasal, para libertar completamente a espinha nasal anterior. Obviamente, um manejo cuidadoso da mucosa nasal, sem perfurações e cortes, minimiza a perda de sangue e reduz o desconforto pós-operatório.

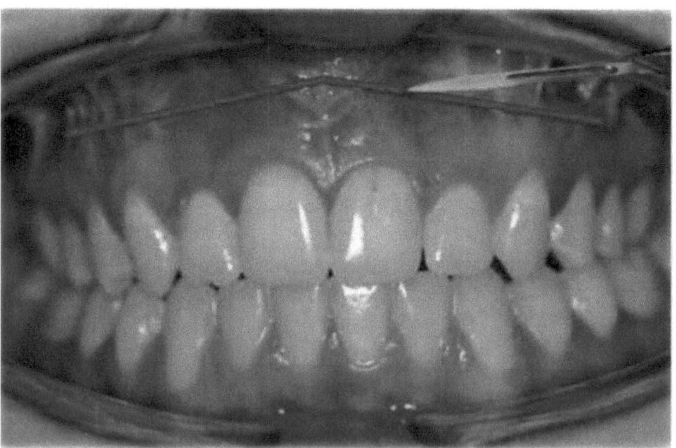

Fig: A incisão da mucosa bucal começa no contraforte zigomático 5 mm acima dos ápices das raízes dentárias e prossegue através da região mediana até ao local oposto, de 16 a 26

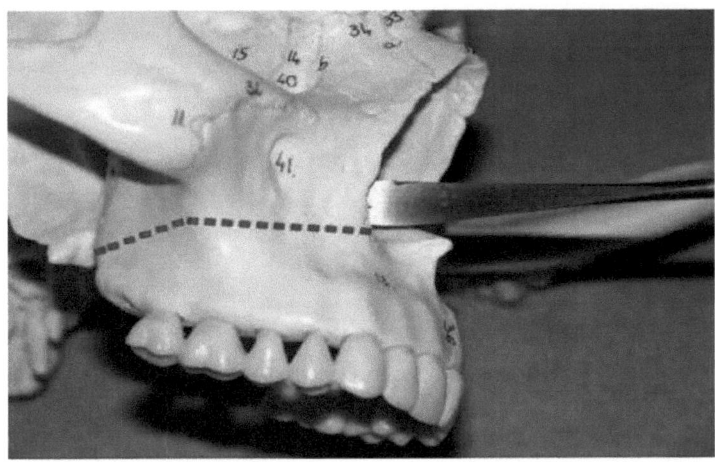

Fig: Elevação do periósteo tanto na face vestibular como na face nasal do maxilar.

Técnicas de osteotomia

Uma vez concluída a dissecção, são estabelecidos pontos de referência antes de efetuar a osteotomia. Os pontos de referência verticais são riscados com uma broca na região da abertura piriforme e na região zigomático-maxilar; os pares de orifícios no osso cortical situam-se 5 milímetros acima e 5 milímetros abaixo da linha imaginária da osteotomia planeada; se for planeada uma impactação maxilar, esta distância tem de ser aumentada, dependendo da quantidade da impactação. Utilizando os paquímetros, são marcados dois orifícios 4 mm acima dos ápices do canino e do primeiro molar para ajudar a posicionar a primeira linha de osteotomia.

Juntamente com os pontos de referência externos descritos anteriormente, estes pontos intra-orais permitem o posicionamento vertical e horizontal do maxilar após a mobilização; também a tala oclusal ajudará à fixação correcta do maxilar nos planos sagital e vertical.

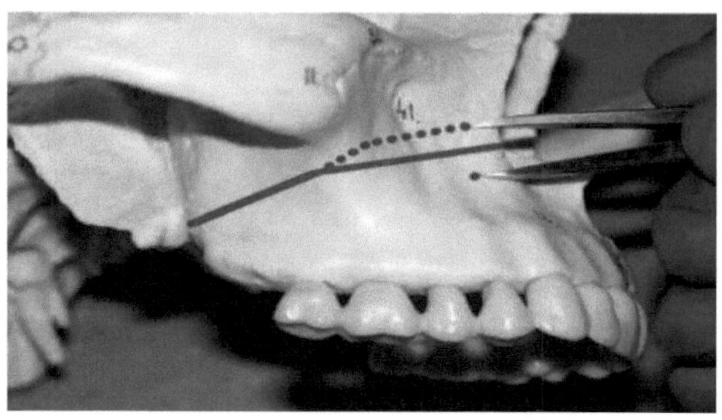

Fig: Quantidade de osso removido medida com um paquímetro no local da osteotomia.

A osteotomia inicia-se com a colocação de uma broca ou de uma serra cirúrgica posteriormente ao contraforte zigomático, cerca de 35 mm acima do plano oclusal, e avança através da parede lateral do maxilar até ao rebordo piriforme. Antes de realizar a osteotomia da parede lateral do nariz, um elevador periostal é inserido subperiostealmente sob o corneto inferior, na abertura piriforme por aproximadamente 2 cm, para proteger a mucosa nasal.

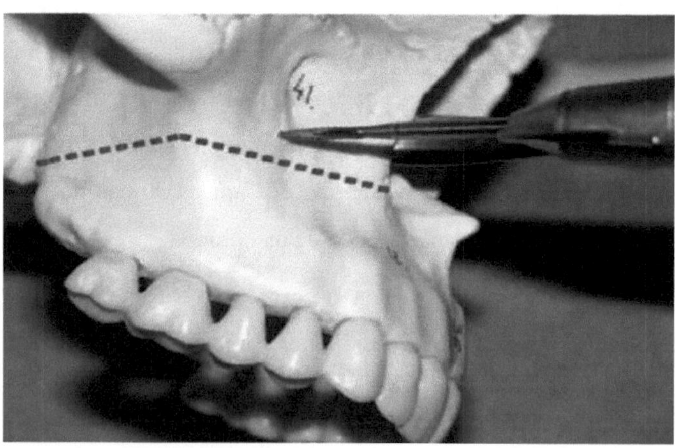

Fig: Corte do osso da maxila desde a fossa piriforme até ao tubérculo maxilar.

Para completar a secção da parede posterior lateral da maxila, deve ser colocado um retractor flexível sob o periósteo, na junção da tuberosidade maxilar com as placas pterigóides, para evitar o risco de danificar a artéria maxilar ou um dos seus ramos.

Nesta área, a osteotomia é dirigida inferiormente e posteriormente, sob visão direta e com grande cuidado. Uma vez concluída a secção da parede lateral do maxilar, a direção da serra é invertida de modo a que a lâmina corte lateralmente do seio para o exterior: esta mudança permite uma secção fácil da parede posterior do maxilar. Em relação à quantidade de impactação maxilar planeada antes da cirurgia, será removida uma quantidade adequada de osso pela serra ou broca desde o rebordo piriforme lateral até à parede posterolateral do seio. Neste aspeto posterior, a quantidade de osso removida será menor do que a planeada para a impactação, devido à espessura do osso e aos movimentos telescópicos frequentemente observados nesta área. A linha de osteotomia deve sempre correr pelo menos 5 mm acima das raízes do segundo molar para reduzir o risco de desvitalização dos dentes. Se um molar impactado for colocado sobre a linha, o desenho da osteotomia não deve ser modificado: ele será removido no final do procedimento, após a fratura para baixo. O mesmo procedimento é repetido no lado oposto e são introduzidas gazes húmidas na parte posterior da ferida para minimizar a perda de sangue. Nesta altura, realiza-se a osteotomia do septo e da parede nasal lateral. Um osteótomo septal é cuidadosamente inserido ao longo da crista septal da maxila sob a mucosa nasal intacta, a fim de separar o septo cartilaginoso e ósseo da crista septal da maxila.

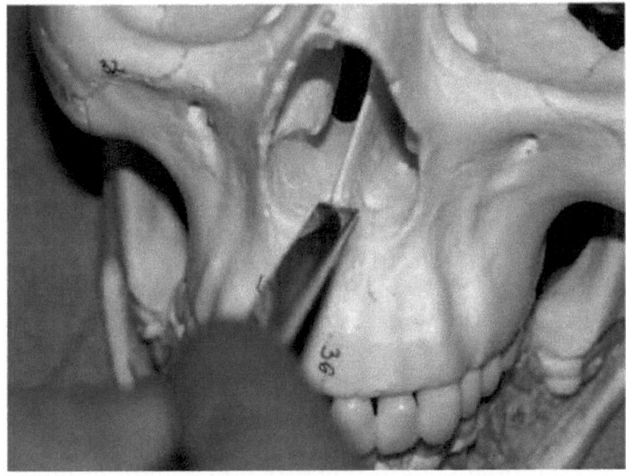

Desarticulação do septo nasal da espinha nasal anterior e da crista septal da maxila

Um elevador protege a mucosa nasal quando a parede lateral nasal é seccionada por um osteótomo dirigido posterior e inferiormente para a placa perpendicular do osso palatino.

Deve ser dada especial atenção a esta etapa do procedimento: o osso da parede lateral do nariz é fino, com pouca resistência ao cinzel; quando se atinge o pilar vertical do osso palatino, a resistência aumenta com uma alteração detetável do som quando se malha o cinzel.

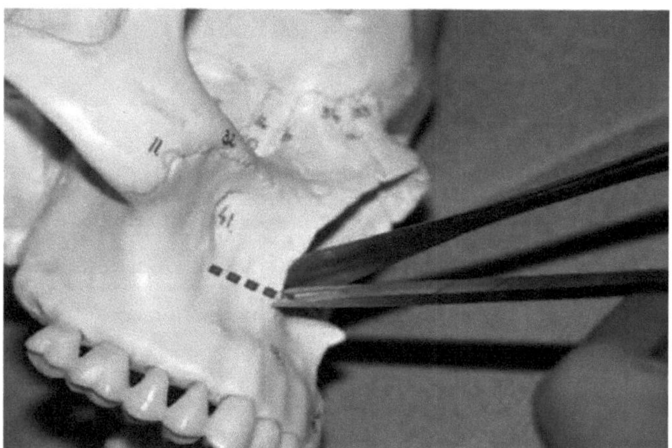

Fig: Osteotomia da parede nasal protegendo a mucosa nasal por elevador (linha pontilhada para osteotomia dentro da cavidade nasal)

A secção parcial da placa perpendicular do osso palatino deve ser realizada para evitar uma má fratura no passo de fratura descendente, resultando numa linha de fratura superior ao plano do pavimento nasal. Este evento cirúrgico pode levar à rutura da órbita ou mesmo da base do crânio. Se a osteotomia for efectuada demasiado profundamente na placa vertical do osso palatino, pode resultar numa lesão dos vasos palatinos descendentes com uma hemorragia difícil de controlar antes da realização da fratura descendente. A parede nasal lateral oposta será seccionada segundo o mesmo procedimento e será efectuada a osteotomia do septo nasal. Se a maxila permanecer firmemente fixada à sua base óssea posterior após a secção completa do plano cortical vestibular, das paredes laterais da cavidade nasal e do pé do septo, será efectuada a osteotomia da junção pterigo-maxilar.

Após a remoção das esponjas de gaze previamente colocadas, um retractor é inserido subperiostealmente para colocar um osteótomo curvo na junção da maxila e da placa pterigoide. Coloca-se um dedo indicador no palato, na região da incisura hamular, para sentir a ponta do osteótomo durante a maleação. O mesmo procedimento será efectuado do outro lado e a fratura descendente é realizada utilizando a pressão dos dedos na parte anterior do maxilar ou com uma pinça de Rowe. Durante este procedimento, a mucosa nasal parcialmente fixada é cuidadosamente elevada do pavimento nasal.

Particularmente quando está planeada a impactação da maxila, o vómer remanescente, o septo, a crista septal e as paredes nasais laterais são reduzidos com um rongeur ou uma broca, para obter uma configuração superior.

Após a fratura descendente, a maxila mobilizada move-se livremente em todos os três planos. Normalmente, o feixe neurovascular dos vasos palatinos descendentes é preservado e o osso deve ser removido cuidadosamente da maxila posterior. Se este feixe estiver lesionado, a hemorragia pode ser controlada por tamponamento, cautério ou pinças vasculares; a sensibilidade na área maxilar é geralmente preservada mesmo realizando estas manobras (Bouloux & Bays, 2000).

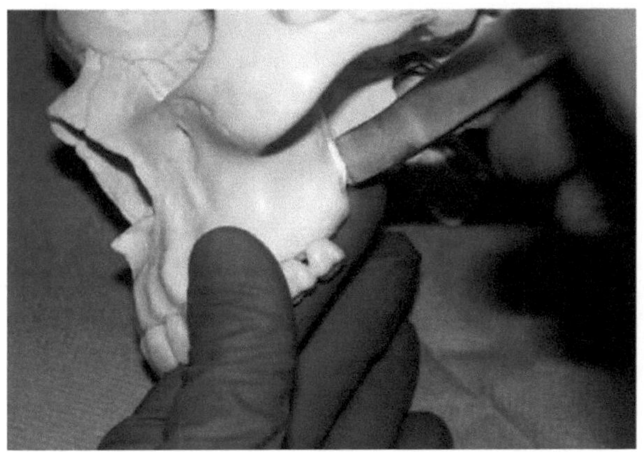

Fig.. Secção da junção pterigo-maxilar com cinzel curvo sob controlo dos dedos no lado palatino.

Também a remoção de osso das placas pterigóides pode causar hemorragia dos músculos pterigóides, normalmente controlada por tamponamento ou injeção de solução diluída de epinefrina. As interferências ósseas são comuns nesta área e devem ser cuidadosamente eliminadas para um reposicionamento correto da maxila, mesmo que seja um procedimento moroso. Nesta altura, é inserida uma tala oclusal e a maxila e a mandíbula são fixadas em conjunto com um fio de calibre 25 para fixação maxilomandibular. Em seguida, o complexo maxilomandibular com a tala inserida é rodado para a posição correcta, detectando contactos ósseos prematuros e tendo o cuidado de não deslocar os côndilos da fossa glenoide.

A medição da distância entre os pontos de referência intra-orais e extra-orais é efectuada para verificar se o reposicionamento correto da maxila foi alcançado. Deve prestar-se atenção aos pré-contactos ósseos que causam a deslocação do côndilo mandibular e o desvio do septo com obstrução do fluxo de ar nasal. Se for planeada uma impactação maxilar superior a 5 milímetros, sugere-se também o corte dos cornetos inferiores. As lacerações grosseiras e os orifícios da mucosa nasal devem ser reparados com sutura de Vicryl 4-0 para minimizar a hemorragia nasal.

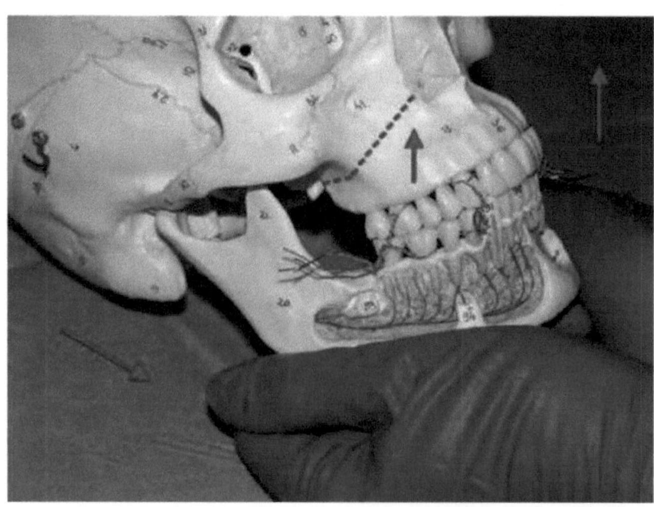

Fig. Fixação da maxila após bloqueio maxilo-mandibular, verificando a posição condilar cêntrica na fossa glenoide.

Segmentação do maxilar

Se for planeada uma Le Fort I segmentada para expansão maxilar, ou para nivelamento do plano oclusal para correção de mordida aberta ou profunda, ou para encerramento de espaço após extração dentária em correção de Classe II, a segmentação deve ser realizada antes da fratura descendente para melhor manuseamento dos fragmentos ósseos. Na segmentação maxilar em duas peças, a osteotomia interdental é realizada entre as raízes dos incisivos centrais, sob controlo dos dedos pelo lado palatino.

Para manter o fornecimento vascular dos ossos maxilares, não devem ser efectuadas segmentações em mais de três ou, pelo menos, quatro peças, uma vez que os riscos de necrose aumentam com segmentações múltiplas. Além disso, a integridade da mucosa palatina é obrigatória para evitar problemas de necrose da maxila anterior e dos dentes. Por estas razões, a segmentação sagital é geralmente efectuada em locais para-medianos, onde o osso é fino e a mucosa palatina é mais espessa do que a linha média, evitando riscos de perfuração da mucosa palatina. Na segmentação maxilar em três partes, os locais de osteotomia interdental são geralmente localizados entre as raízes canina e bicúspide, onde um espaço de 3 milímetros deve ser criado com tratamento ortodôntico

para segurança parodontal (Dorfman & Turvey, 1979). Nesta segmentação da maxila em três peças, os locais de osteotomia são colocados numa posição bilateral entre as raízes do canino e dos primeiros bicúspides, locais laterais do palato, e uma osteotomia transversal de conjunção.

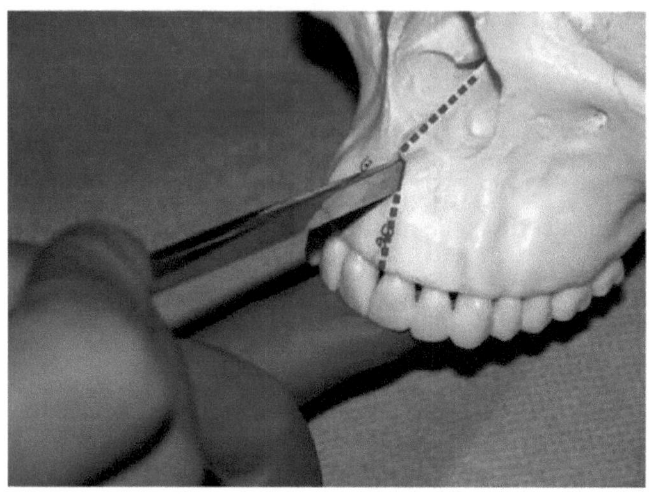

Osteotomia interdentária da linha média sob controlo dos dedos pelo lado palatino.

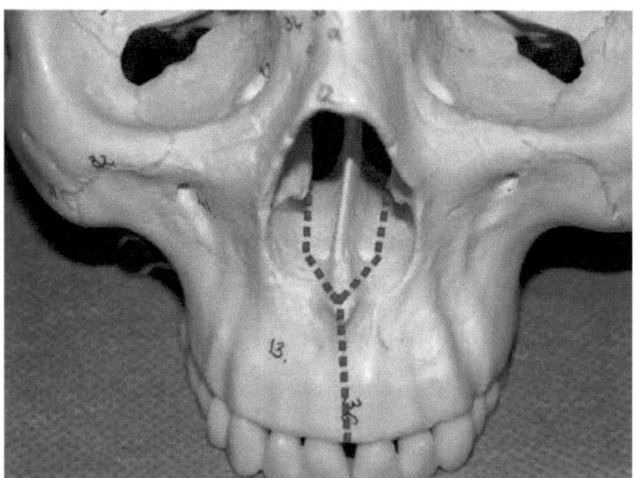

Osteotomia interdentária e palatina para-mediana da linha média para a segmentação da maxila em duas partes.

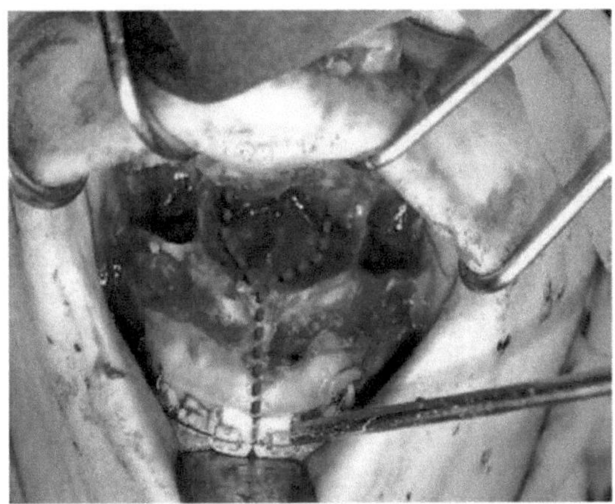

Fratura inferior em osteotomia Le Fort I com possibilidade de realizar segmentação maxilar.

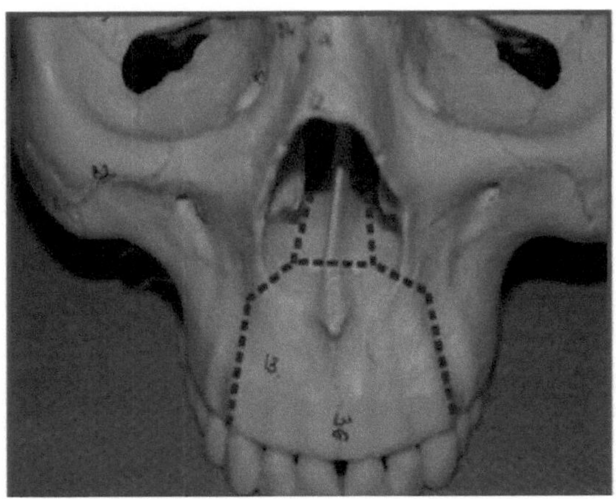

Fig.. Osteotomia lateral interdental e palatina mais osteotomia palatina transversal para a segmentação da maxila em três partes.

Embora este tipo de segmentação seja habitualmente realizado na osteotomia Le Fort I com fratura descendente, expansão e reposicionamento tridimensional (LFI-E), atualmente a Le Fort I segmentada é frequentemente associada a outras técnicas, como a expansão palatina rápida assistida cirurgicamente (SARPE), a distração dentária ou a distração óssea, para uma consideração específica dos problemas, complicações e indicações relacionadas:

1. Na segmentação sagital de duas peças maxilares para expansão palatina, a recidiva é um problema frequente, em associação com limites pesados à expansão palatina por inextensibilidade da fibromucosa e riscos relacionados de necrose asséptica por tensão excessiva da fibromucosa (Cortese et al., 2010; Haas, 1980; Wertz, 1970.

2. Mesmo que na maxila a segmentação de três ou quatro peças para expansão palatina e

nivelamento do plano oclusal, a tensão da fibro-mucosa é distribuída em vários locais, a

Os problemas e complicações acima mencionados ocorrem de qualquer forma devido à necessidade de dissecção extensa da fibro-mucosa palatina; além disso, a gestão de múltiplos segmentos durante a operação é difícil.

. Sobre a técnica de segmentação da maxila para fechamento de espaço após bicúspide

para a correção da Classe II (Wassmund), é hoje frequentemente evitada em favor do avanço mandibular isolado ou em combinação com a expansão maxilar para corrigir as relações interdentais após o avanço mandibular.

Para obter informações mais pormenorizadas sobre as técnicas de expansão maxilar de origem óssea, consultar o parágrafo específico deste capítulo (Expansão palatina: técnicas de origem óssea).

Fixação

Antes de proceder à fixação, é aconselhável expor o pavimento nasal e a área posterior do maxilar e lavar com soro fisiológico para remover coágulos sanguíneos. A fixação da maxila requer a colocação de uma tala oclusal para obter a posição correcta da maxila. Na técnica clássica, a tala oclusal é fixada por quatro fios de sutura transósseos (calibre 26) que passam através de orifícios na área piriforme e no contraforte zigomático; nestas áreas, a espessura do osso assegura uma boa retenção. Para reforçar a estabilidade, é colocado um fio de suspensão adicional (calibre 24) através de um orifício na região piriforme, deixado exposto na prega vestibular com um laço, ligado posteriormente ao fio do arco mandibular para reduzir o desvio maxilomandibular.

Na nossa experiência, a tala oclusal é mantida no lugar através da fixação com fio de arco interdentário (calibre 26), colocado em arcos ortodônticos ou em brackets dentários; o complexo maxilo-mandibular é rodado para cima em posição, verificando se existem interferências ósseas que têm de ser eliminadas com precisão para evitar a deslocação dos côndilos, resultando num mau posicionamento final da maxila.

Por esta razão também se evita a contenção com splint oclusal e o posicionamento da maxila por suturas com fio transósseo na região do piriforme, preferindo-se o posicionamento manual do complexo maxilomandibular após estudo da oclusão nesta etapa em articulador, atentando para não deslocar os côndilos da posição cêntrica nas fossas glenoides. Para o efeito, o complexo maxilo-mandibular deve ser posicionado aplicando pressão manual no bordo inferior da mandíbula, particularmente na zona de Gonion, evitando a pressão excessiva sobre a sínfise.

Atualmente, a forma mais comum de obter a fixação maxilar é através de osteossíntese rígida com quatro miniplacas e parafusos; neste procedimento, a maxila é colocada na nova posição e, em seguida, são colocadas duas placas ósseas (normalmente pequenas, semi-rígidas, metálicas ou biodegradáveis) de cada lado no rebordo piriforme e no contraforte zigomático. A forma das placas deve ser semelhante ao bordo das paredes maxilares, para evitar a deslocação do osso e uma má oclusão inesperada.

Embora a estabilização possa ser alcançada com um parafuso a segurar qualquer segmento reposicionado, recomenda-se a colocação de dois parafusos de cada lado da linha de osteotomia (quatro parafusos para cada placa). Três ou quatro segmentos maxilares podem não necessitar de placas adicionais, porque os fragmentos são mantidos no splint oclusal.

Após a fixação rígida, os dispositivos de estabilização maxilo-mandibular são removidos e a oclusão deve ser verificada na tala. Com um movimento suave dos dedos colocados no bordo inferior, a mandíbula é rodada para a posição final com os dentes firmemente bloqueados na tala.

Em caso de interferências (desvios ou mordida aberta), a posição maxilar é avaliada e eventualmente corrigida de modo a obter uma posição maxilar correcta com os côndilos mandibulares em posição cêntrica nas fossas glenóides. Normalmente, a interferência óssea é colocada posterior e medialmente: uma vez removida, os fios de um dos lados da osteotomia são substituídos e a fixação maxilomandibular é restabelecida, todo o complexo ósseo é rodado para a posição correcta e a oclusão é novamente verificada como anteriormente. Este procedimento é repetido até o cirurgião conseguir obter a oclusão esperada, com a mandíbula colocada passivamente na tala. Se a cirurgia for seguida de uma função precoce da mandíbula, todas as interferências devem ser removidas da superfície da tala.

Osteotomias subapicais mandibulares

As osteotomias subapicais mandibulares não são as escolhas mais comuns para o tratamento de pacientes com deformidade dentofacial. No entanto, a osteotomia subapical anterior é uma técnica muito versátil que permite que o segmento osteotomizado seja movido em diferentes direcções. É possível posicionar o segmento anterior para trás, para frente, para cima e para baixo, dependendo da necessidade. Além disso, este tipo de osteotomia pode ser realizado juntamente com uma osteotomia sagital bilateral dividida (BSSO).

Segundo Bell e Legan e Wolford e Moenning, a osteotomia subapical anterior mandibular pode ser indicada para (1) nivelar a oclusão, (2) produzir alterações anteroposteriores do segmento osteotomizado, (3) corrigir apinhamentos na arcada anterior inferior, (4) corrigir assimetrias dentoalveolares anteriores, (5) alterar a inclinação axial dos dentes anteriores, (6) reduzir o tempo de tratamento e (7) melhorar a estabilidade do tratamento.

Passo 1:

Incisão

Antes de fazer a incisão, o cirurgião deve injetar um anestésico local com um vasoconstritor. Isso reduz o estímulo ao paciente e o sangramento durante a cirurgia. A incisão inicia-se em direção ao lábio e geralmente se estende de canino a canino, deixando pelo menos 15 mm de mucosa aderida à gengiva. Quando

Quando se atinge o músculo mentoniano, o músculo é seccionado e a incisão é dirigida para o osso, deixando uma parte do músculo mentoniano ligada à mandíbula.

Isto permite a sutura do músculo para evitar a ptose labial.

Passo 2:

Dissecção Mucoperiosteal

O osso é exposto de acordo com a extensão posterior da osteotomia. Apenas é exposto o osso suficiente para completar a osteotomia, mantendo o máximo possível de tecido mole aderente. Desta forma, minimiza-se o risco de complicações avasculares.

Nalguns casos, pode ser necessário expor e dissecar o feixe neurovascular para que fique mais bem protegido. Isto pode ser conseguido destacando o mucoperiósteo em torno do forame mental e efectuando incisões longitudinais no periósteo que rodeia o nervo.

Passo 3:

Osteotomia

É essencial estudar cuidadosamente os tomogramas do paciente antes de efetuar as osteotomias. A osteotomia horizontal é efectuada pelo menos 5 mm abaixo dos ápices dos dentes e deve ser suficientemente profunda para deixar apenas uma fina camada de osso no córtex lingual. Deve-se ter cuidado para não violar a mucosa lingual. De seguida, utiliza-se um cinzel para terminar a osteotomia. Todas estas distâncias podem ser medidas no tomograma e depois transferidas para a cirurgia. Se a osteotomia vertical for realizada sem extração dentária, o ortodontista deve separar as raízes adjacentes ao corte antes da cirurgia. Assim como na osteotomia horizontal, os cortes verticais devem deixar uma fina camada de osso no córtex lingual, e a separação final é feita com um cinzel fino. Se o forame mental estiver próximo do corte da osteotomia, pode ser necessário reposicionar o feixe neurovascular.

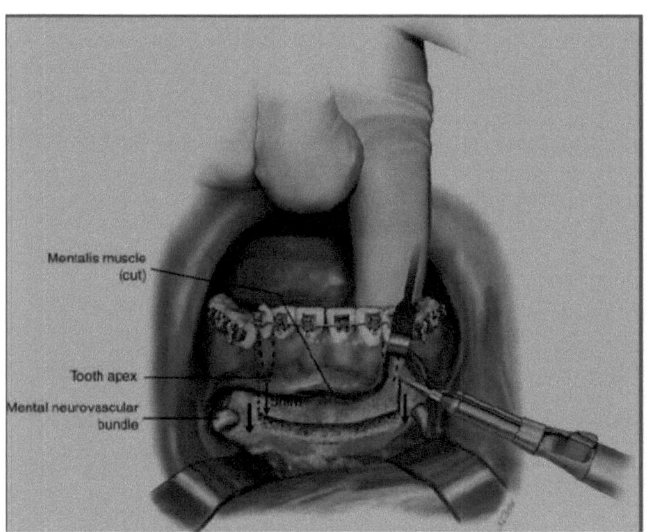

Osteotomia Sub-Apical Mandibular Anterior

Osteotomia intra-oral vertical do ramo

A osteotomia vertical intra-oral do ramo (IVRO) é uma técnica útil no tratamento do excesso mandibular horizontal, da assimetria mandibular e na correção de deficiências mandibulares menores.

Originalmente realizado através de uma abordagem extra-oral, com a introdução da serra oscilante eléctrica, o procedimento tem sido realizado por via transoral há mais de 30 anos.

O objetivo do procedimento é realizar uma osteotomia vertical de espessura total através do ramo mandibular posterior ao forame mandibular, com a criação de um segmento proximal constituído pelo côndilo e ramo posterior e um segmento distal contendo o ramo anterior, o processo coronoide, o nervo alveolar inferior e a mandíbula dentada. É um procedimento tecnicamente simples que pode ser realizado de forma eficiente e com baixa morbidade.

Abordagem cirúrgica

A incisão da mucosa é efectuada medialmente à crista oblíqua externa e 2 a 3 mm lateralmente à junção mucogengival, estendendo-se anteriormente desde o nível do plano oclusal até ao primeiro molar inferior. O periósteo é elevado para expor o ramo lateral desde o bordo inferior do ramo até à incisura sigmoide.

O periósteo deve ser elevado a partir do bordo inferior da mandíbula na extensão inferior da osteotomia planeada para minimizar o risco de lesão do ramo mandibular marginal do nervo facial. O periósteo não é elevado a partir do bordo posterior do ramo. É retirado um número suficiente de tendões temporais do bordo anterior e do aspeto lateral do processo coronoide para libertar a tensão no retalho bucal.

Procedimento cirúrgico

Etapa 1: identificação do local da osteotomia .

É colocado um retractor de Bauer para proteger o conteúdo do entalhe sigmoide.

A proeminência antilingular é identificada. Marca-se uma osteotomia de ensaio 7 a 8 mm antes do bordo posterior da mandíbula, imediatamente a seguir à proeminência antilingular, ao nível do forame mandibular, com a lâmina oscilante de 11,7 x 7,0 mm. Confirmar a colocação correcta da osteotomia de ensaio

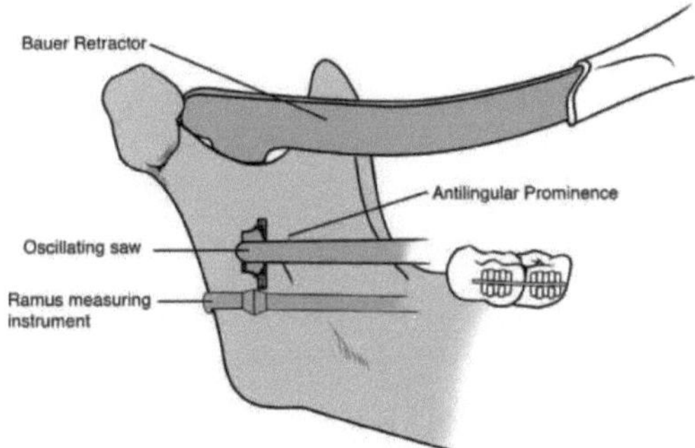

Etapa 2: osteotomia superior

A osteotomia experimental é alargada através do córtex medial do ramo. O bordo de

corte da lâmina é direcionado superiormente e a osteotomia é continuada superiormente através da incisura sigmoide. A profundidade da lâmina é diminuída à medida que se aproxima a porção mais fina do ramo, logo abaixo da incisura sigmoide, para evitar danos nas estruturas mediais ao ramo. O retractor de Bauer pode ser ligeiramente levantado do entalhe sigmoide para permitir espaço para a lâmina completar a porção mais superior da osteotomia. A serra oscilante corta de forma mais eficiente com a aplicação de uma ligeira pressão e um movimento para a frente e para trás da peça de mão da serra. A aplicação de pressão excessiva com a aresta de corte da serra oscilante resulta num corte menos eficiente e pode levar ao sobreaquecimento da peça de mão.

Etapa 3: osteotomia inferior

Retirar o retractor de Bauer superior do entalhe sigmoide e colocar um retractor de Bauer inferior no entalhe antegonial. Sem retirar a serra da osteotomia superior concluída, redirecionar o fio de corte para uma direção inferior. Abaixo da proeminência antilingular, a osteotomia é direccionada anteriormente para maximizar a largura do segmento proximal. A distância da osteotomia ao bordo posterior do ramo é monitorizada à medida que a osteotomia progride inferiormente e a osteotomia é redireccionada anteriormente, conforme necessário.

A osteotomia é completada através do bordo inferior da mandíbula, e a separação do segmento proximal e do segmento distal é confirmada.

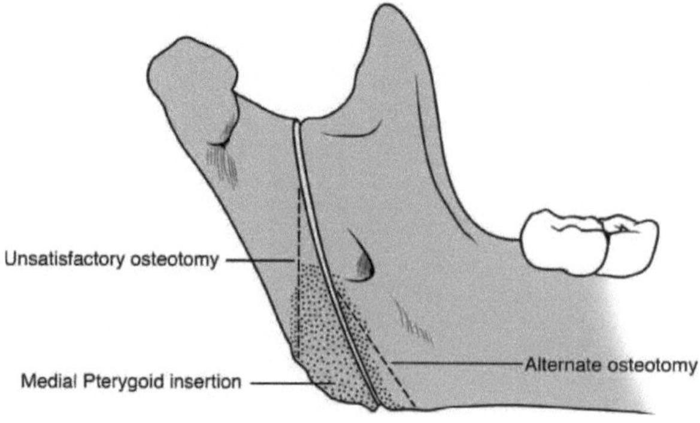

Etapa 4: Corte do segmento proximal

Utilizando um instrumento rotativo e uma broca redonda de 3 mm, o bordo cortical medial do segmento proximal é aparado para atingir o recuo planeado e a sobreposição do segmento. O recorte adequado é alcançado quando o segmento proximal pode ser posicionado passivamente lateralmente ao segmento distal sem ligação e/ou rotação posterior do segmento proximal, com a mandíbula em oclusão final. O corte final é concluído após a realização de ambas as osteotomias do ramo e o estabelecimento do MMF.

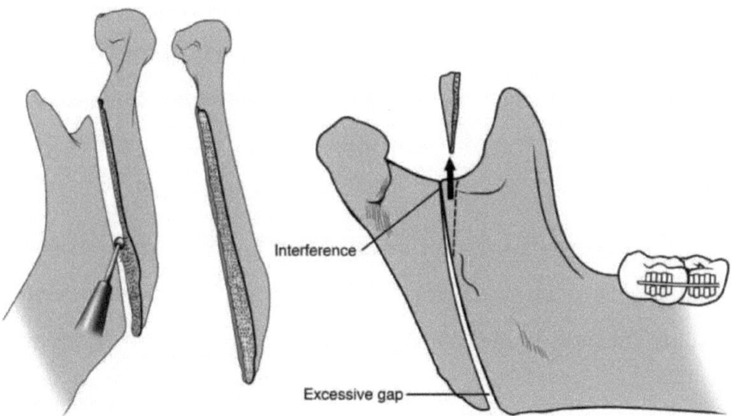

Osteotomia em L invertido

Técnica cirúrgica

Uma incisão de 3 a 4 cm foi feita aproximadamente duas respirações de dedos abaixo do ângulo da mandíbula, de forma curvilínea, seguindo as linhas naturais da pele do pescoço. Foi feita uma dissecação aguda através do músculo platisma, com dissecação romba para levar o campo cirúrgico até ao sling pterigomassetérico. Procurou-se identificar o ramo marginal mandibular do nervo facial e, quando encontrado, foi dissecado e retraído para fora da área operatória.

Ocasionalmente, foi necessário ligar a artéria ou veia facial que atravessa a incisura antegonial mandibular. Após a incisão do sling pteromassetérico, o periósteo foi elevado do ramo lateral, expondo a incisura mandibular superiormente e o limite do ramo anterior e posteriormente. Medialmente, o periósteo foi elevado apenas o suficiente para permitir o movimento livre do segmento distal. Isto permitiu uma retenção muscular adicional no segmento proximal para manter o côndilo na sua posição pré-cirúrgica.

Nos casos de Classe II, a mandíbula pode ser avançada e movida no sentido anti-horário e um enxerto de crista ilíaca pode ser colocado na interface dos segmentos proximal e distal. O segmento distal foi colocado em fixação maxilomandibular antes do enxerto ósseo e só depois de ter sido assegurado o avanço livre para a sua nova posição anterior. Não foi feita qualquer tentativa de reaproximação anatómica do sling pterigomassetérico, tendo sido utilizada uma miotomia supra-hioideia em , com avanços horizontais de 1,8 e 2,2 mm, respetivamente. Os casos de Classe **III** podem ser tratados de forma semelhante, exceto que a mandíbula executada é retroposicionada, com rotação anti-horária, e é utilizado um fio transósseo para libertar o segmento distal.

Todos os doentes necessitam de tratamento ortodôntico pré-cirúrgico para nivelar e alinhar as arcadas dentárias e é utilizada uma tala cirúrgica. Todos os pacientes precisam de ser mantidos em fixação maxilomandibular durante um período de oito semanas.

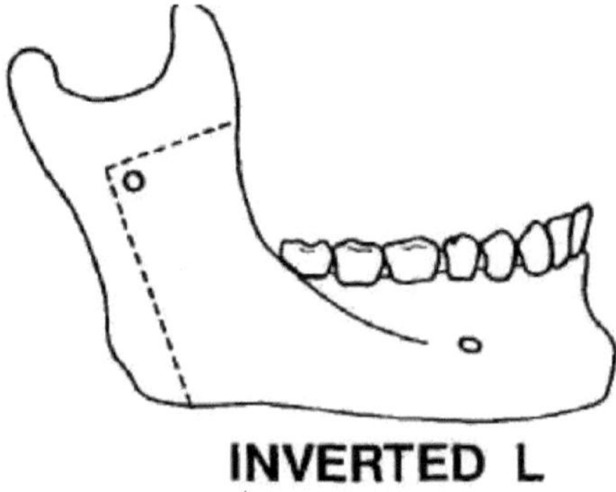

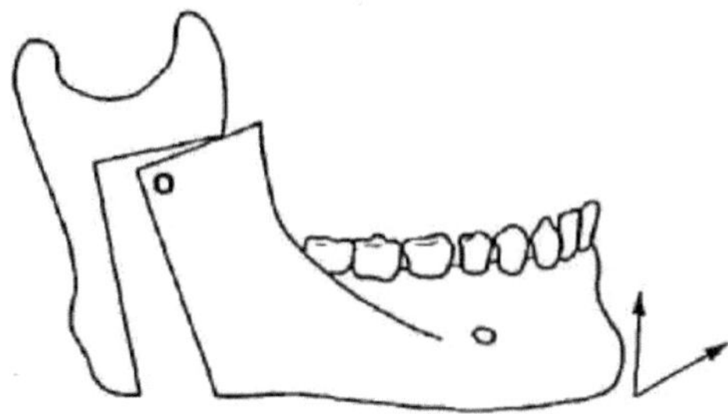

Osteotomia bilateral sagital dividida

A osteotomia sagital dividida bilateral é uma ferramenta indispensável na correção de anomalias dentofaciais. A técnica tem sido praticada desde o final de 1800, mas não alcançou aceitação e uso generalizados até que várias modificações foram descritas nas décadas de 1960 e 1970.

Estas modificações resultaram de um desejo de tornar o procedimento mais seguro, mais fiável e mais previsível, com menos recaídas.

Esses objectivos continuam a estimular a inovação no campo atual e ajudaram o procedimento a evoluir para se tornar um método muito fiável e consistente de correção de muitos tipos de má oclusão. O cirurgião operatório deve conhecer bem a história, a anatomia, os aspectos técnicos e as complicações da osteotomia sagital dividida bilateral para compreender completamente o procedimento e aconselhar o paciente.

Procedimento operatório

Existem vários factores que determinam a modificação ideal para a BSSO num determinado doente, incluindo a posição do forame mandibular (lingual), o trajeto do nervo alveolar inferior na mandíbula, a presença de

terceiros molares, e a direção e magnitude planeadas do movimento do segmento distal. Embora tenha sido demonstrado que o aumento do contacto osso-osso, como na localização da osteotomia lateral Dal Pont, deveria teoricamente aumentar a biomecânica

A estabilidade, em geral, no entanto, a localização do corte da osteotomia lateral para a BSSO varia de acordo com a preferência e treino do cirurgião, e não se chegou a um consenso quanto à localização ideal do ponto de vista da biomecânica.

Embora a biomecânica seja apenas um dos factores que determinam a técnica de osteotomia a utilizar, é importante que o cirurgião tenha em consideração a presença de deformidades maxilares e as forças anormais subsequentes, ao planear a estratégia de tratamento.

O doente é colocado em posição supina na mesa de operações com intubação nasotraqueal geral e é preparado e coberto para um procedimento intra-oral, com toda a face e pescoço dentro do campo. São administrados bloqueios bilaterais do nervo alveolar inferior com um anestésico local de curta duração e um vasoconstritor, que podem ser complementados por um anestésico de longa duração no final do procedimento. Estes bloqueios são infiltrados na submucosa anteriormente no vestíbulo bucal e ao longo do ramo ascendente. São identificados os pontos de referência intra-orais para a incisão intra-oral, incluindo o bordo anterior do ramo e a crista oblíqua externa. É colocado um bloqueio de mordida no lado contralateral e um retractor de Minnesota é colocado lateralmente à crista oblíqua externa, para expor a mucosa que cobre o bordo anterior do ramo. Identifica-se um ponto a meio da borda anterior do ramo e a mucosa é incisada com electrocautério, continuando inferiormente, lateral à crista oblíqua externa, até ao segundo molar, onde a incisão continua mais lateralmente no vestíbulo até ao primeiro molar distal. Deve ser preservada uma camada de tecido medialmente à incisão para facilitar o fecho. A incisão é continuada através da submucosa, do músculo e do periósteo com electrocautério. Com um elevador periosteal, o periósteo é elevado, expondo a crista oblíqua externa até à incisura coronoide. Um elevador periosteal é usado para dissecar todo o tecido ao longo da superfície vestibular do ramo e do corpo mandibular proximal.

A dissecção é efectuada até ao bordo inferior do corpo mandibular e ao bordo posterior do ramo. Insere-se então uma pinça em J ao longo do bordo inferior da mandíbula e libertam-se todas as fixações. Um retractor em forma de V é então colocado ao longo da crista oblíqua externa e todas as fixações ao ramo anterior são libertadas o mais superiormente possível no coronoide. Uma pinça de Kocher com uma corrente é então colocada no processo coronoide e fixada ao campo cirúrgico. A dissecção subperiosteal continua ao longo da crista oblíqua interna, inferiormente ao nível do plano oclusal, para permitir a visualização do aspeto medial do ramo.

Começando superiormente, um elevador rombo é passado posterior e inferiormente até imediatamente superior e posterior à língula. Uma vez concluída a dissecção de todos os tecidos moles, a atenção pode ser direccionada para as osteotomias. Um pequeno elevador é colocado ao longo do aspeto medial do ramo e é utilizado para retrair e proteger o pedículo. A língula está normalmente localizada 1 cm acima do plano oclusal e entre metade e dois terços da distância de anterior para posterior no ramo.

Uma vez que o pedículo esteja adequadamente protegido, um retractor de canal é inserido para proporcionar retração lateral, um Kocher é colocado para proporcionar retração superior, e uma serra recíproca é colocada medialmente ao ramo ascendente, superior à língula e paralela ao plano oclusal.

O corte é efectuado através do osso cortical e até ao osso esponjoso e, em seguida, a serra é rodada e o corte continua anteriormente ao longo da crista oblíqua externa até ao nível do segundo molar. Dependendo da formação e preferência de cada cirurgião, este corte pode ser efectuado com a serra recíproca ou com uma broca de fissura. O corte final é então efectuado verticalmente ao longo do córtex vestibular ao nível do segundo molar até ao bordo inferior da mandíbula. É importante que este corte seja efectuado completamente através da cortical óssea ao longo do bordo inferior. Todos os cortes são então verificados para garantir que estão completos através do córtex e até ao osso esponjoso. A osteotomia é então terminada com pequenos osteótomos curvos, tendo o cuidado de direcionar a curva para vestibular e de proteger os tecidos moles com um retractor de canal. Os osteótomos progridem de anterior para posterior, completando o corte. É importante certificar-se de que cada um deles está completo até ao retractor de canal inferior e que não são utilizadas forças de torção para evitar uma má abertura. Enquanto o corte está a abrir, verificar a posição do nervo alveolar inferior; se estiver preso no segmento lateral ou proximal, utilizar um elevador rombo para o libertar suavemente. Quando a osteotomia estiver concluída, verificar se cada segmento está livre do outro e se a cabeça do côndilo ainda está ligada ao segmento proximal.

Agora, a mandíbula é colocada na posição desejada com a ajuda da tala pré-fabricada e qualquer osso interveniente é removido se for efectuado um recuo mandibular.

Os dois segmentos são então fixados, de acordo com a preferência do cirurgião, com três parafusos bicorticais de cada lado ou com uma miniplaca com três orifícios de cada lado da osteotomia. Durante a colocação da fixação, é necessário ter cuidado para garantir que o côndilo permanece dentro da fossa e que o bordo inferior está bem alinhado. Quando os segmentos estiverem fixados, verificar a oclusão para garantir que é satisfatória. Se a oclusão desejada tiver sido alcançada, as incisões são fechadas com sutura absorvível após irrigação abundante e hemostasia.

Os elásticos de orientação podem ser colocados no intraoperatório ou no pós-operatório após a extubação.

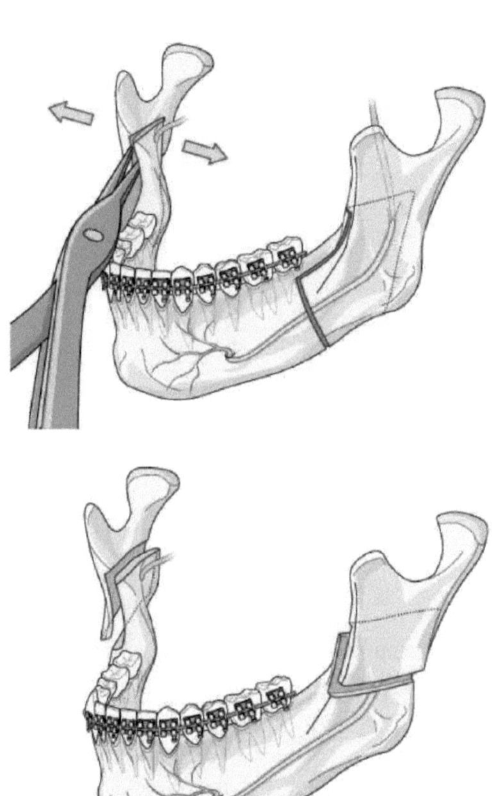

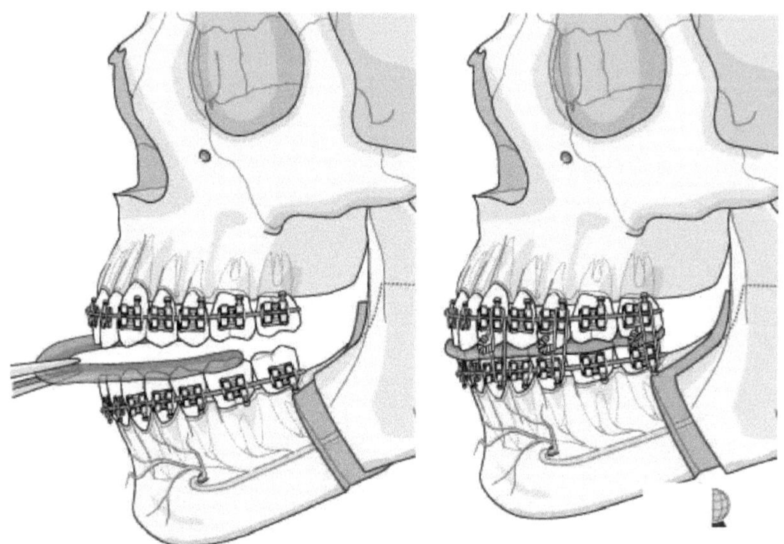

GENIOPLASTIA

Intuitivamente, o carácter funcional do queixo escapa-nos; no entanto, a importância do queixo no preenchimento da harmonia facial é fundamental. É, portanto, um requisito básico para qualquer médico

Os profissionais que desejem praticar a cirurgia ortognática devem estar bem familiarizados com a identificação da morfologia genial que prejudica a harmonia facial e com as técnicas cirúrgicas necessárias para a sua correção.

A identificação e a classificação das características morfológicas que prejudicam a harmonia facial são realizadas de forma mais eficaz através do exame clínico. É uma competência que se adquire e aperfeiçoa através do exame constante dos rostos; mas o clínico também pode utilizar orientações cefalométricas para confirmar o diagnóstico, ajudar no planeamento do tratamento, bem como para desenvolver uma previsão cirúrgica dos resultados do tratamento. Desde a sua descrição original por Trauner e Obwegeser, a técnica sofreu inúmeras modificações e aperfeiçoamentos.

Técnica cirúrgica:

Infiltração com vasoconstritor A área de dissecção é infiltrada com um anestésico local contendo um vasoconstritor (epinefrina numa concentração de 1:100.000) 10 minutos antes da cirurgia.

Incisão da mucosa

A incisão da mucosa é colocada cerca de 5 mm acima do sulco bucal na mucosa labial de canino a canino. A colocação da incisão deve permitir a sutura de um tecido mole de mucosa e músculo e deve ser colocada bem afastada da mucosa aderente dos dentes para evitar a recessão gengival.

Incisão muscular

A incisão é então completada até ao osso. O nervo mentoniano deve ser evitado no local onde sai do forame mentoniano, não devendo a incisão ser efectuada demasiado para trás.

Remoção do periósteo

A remoção do periósteo deve esforçar-se por manter o periósteo intacto e evitar a desnudação total do mento, uma vez que tal resultará em alterações imprevisíveis dos tecidos moles.

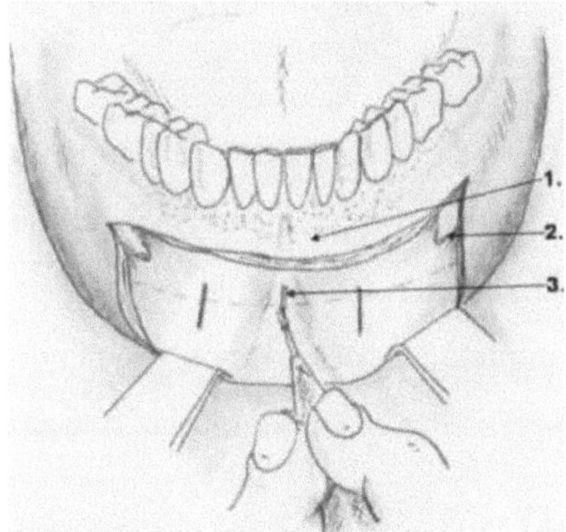

Nesta fase, o nervo mental é identificado e protegido em ambos os lados.

Marcas de referência de colocação

A linha média do queixo é marcada no segmento superior e continuada para baixo no segmento genial para fornecer um ponto de referência para um reposicionamento preciso. Se o cirurgião desejar mais pontos de referência (normalmente nos casos em que é necessária a correção da assimetria do queixo), estes podem ser colocados bilateralmente na linha média. Ao mesmo tempo, é efectuado um orifício na parte inferior da marca da linha média para permitir a futura colocação de um fio de suporte.

Realização da osteotomia horizontal

Protegendo os nervos mentais, a osteotomia é iniciada de preferência com uma serra oscilante. O desenho da osteotomia é influenciado pelos requisitos estéticos.

Correção das deformações antero-posteriores do queixo

Apenas para o aumento ou redução anterior do queixo, a osteotomia deve ser realizada num plano horizontal. A altura da osteotomia irá influenciar a forma da área mental e a profundidade da prega labiomental. No entanto, ao alterar a angulação da osteotomia, a dimensão vertical será influenciada pelo deslizamento do segmento genial para cima (ao avançar o mento) ou para baixo (ao recuar o segmento genial).

Correção da dimensão vertical do queixo

Para além da alteração da angulação, a altura do queixo pode ainda ser controlada através da ostectomia de um segmento do osso geniano ou do aumento através de enxertos:

A. A altura da zona mental pode ser reduzida através da remoção de um segmento de osso previamente planeado da zona genial. Realizar a primeira osteotomia suficientemente baixa para facilitar a realização da segunda osteotomia a partir da parte superior. A porção inferior da osteotomia é completada antes da mobilização do segmento a ser removido. Remover o osso intersegmentar e colocar uma fixação rígida

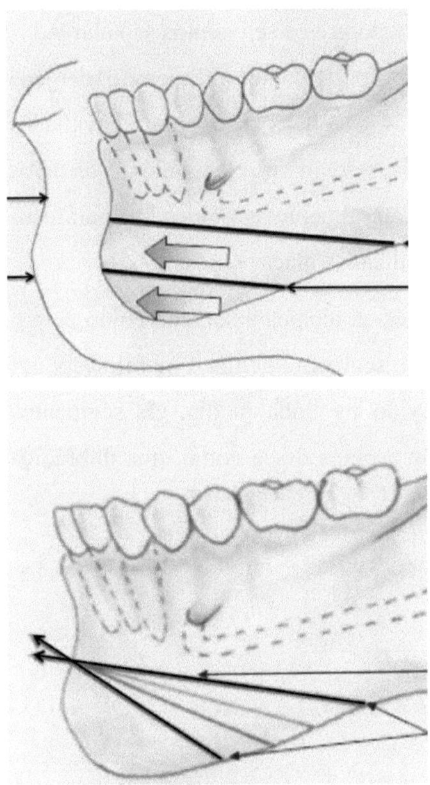

B. A dimensão vertical do queixo pode ser aumentada através do enxerto do segmento genial. Após a mobilização do segmento genial, são colocadas 2 placas de osso reto (ou uma placa em forma de H ou X) no aspeto superior. O segmento genial é então mantido em posição usando o fio de posicionamento. As placas ósseas são então fixadas ao segmento genial.

Devem ser colocados pelo menos 2 parafusos inferiormente e superiormente.

Correção das dimensões transversais do queixo

A. Se forem necessárias alterações transversais, a osteotomia da linha média deve ser completada e uma placa da linha média deve ser fixada na linha média.

A osteotomia de genioplastia é então completada para mobilizar o segmento genial2 e um fio é então colocado através do orifício da linha média no córtex anterior para ajudar no reposicionamento do queixo. Um instrumento é colocado na osteotomia da linha média; os dois segmentos geniais são mobilizados e os segmentos são alargados usando a placa como fulcro. Um enxerto é inserido para manter a dimensão alargada e para ajudar na cicatrização. As alterações estéticas são agora avaliadas clinicamente. Uma vez obtida a posição desejada, podem ser efectuados 2 orifícios cerca de 1 cm lateralmente à linha média bilateralmente e colocados parafusos tricorticais (em alternativa, podem também ser utilizadas placas ósseas).

Estreitamento do aspeto posterior do mento A mesma técnica é seguida como para o alargamento do mento; no entanto, uma vez que o segmento genial é mobilizado, um pequeno segmento triangular de osso é removido na linha média. Os segmentos geniais são então dobrados medialmente usando a placa óssea como uma dobradiça para estreitar o queixo.

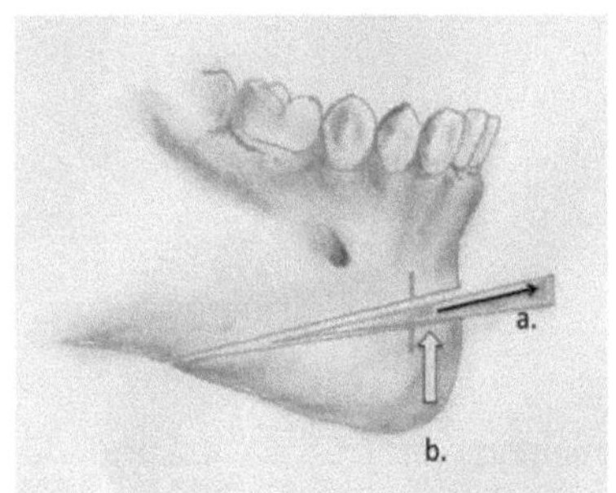

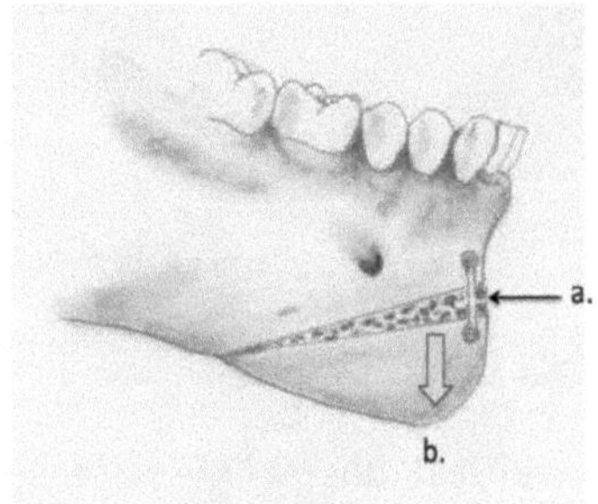

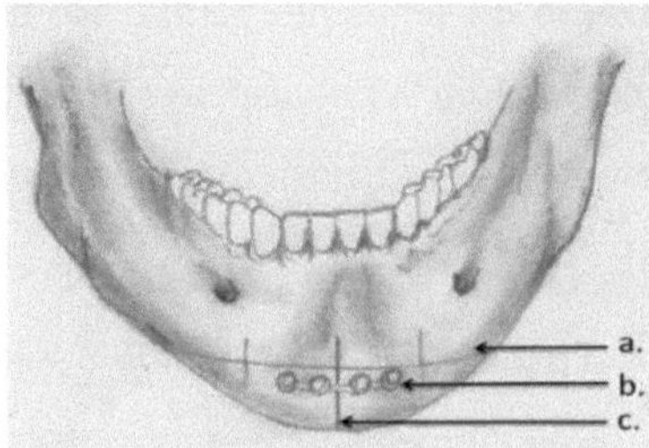

C. Alargamento da parte anterior do queixo - Uma quantidade pré-determinada de alargamento da parte anterior do queixo pode ser conseguida através da realização de uma osteotomia da linha média no segmento genial. A largura é aumentada movendo o segmento lateralmente e para enxertar o defeito da linha média. Os segmentos e o enxerto ósseo são fixados por meio de placas ósseas.

D. Estreitamento do aspeto anterior do queixo. Uma quantidade pré-determinada de osso é osteotomizada a partir do centro do segmento genial. Os segmentos são deslocados medialmente e fixados por placas ósseas.

Correção da assimetria do queixo

A. Correção da assimetria transversal do queixo A quantidade necessária de deslizamento lateral do segmento geniano pode ser determinada utilizando uma radiografia cefalométrica póstero-anterior. As marcas de referência que indicam o deslizamento necessário são essenciais para obter a simetria do queixo. A osteotomia é efectuada num plano horizontal e o segmento geniano é mobilizado. As marcas de referência são alinhadas e são colocados 2 parafusos tricorticais.

B. Correção de uma inclinação do bordo inferior do queixo A assimetria mandibular envolve frequentemente uma inclinação do bordo inferior do queixo. A inclinação pode ser corrigida através de um enxerto unilateral para baixo ou da redução do segmento genial ou de uma combinação dos dois. O método de correção será determinado pela altura do queixo.

C. Osteotomia em hélice . A osteotomia em hélice é muitas vezes indicada para a correção de uma inclinação mandibular grave no bordo inferior. Os cantos severos estão frequentemente presentes em pacientes com hiperplasia condilar unilateral. A primeira osteotomia é efectuada paralelamente ao bordo inferior do queixo, enquanto a osteotomia superior é efectuada paralelamente ao plano horizontal (frequentemente o plano interpupilar).

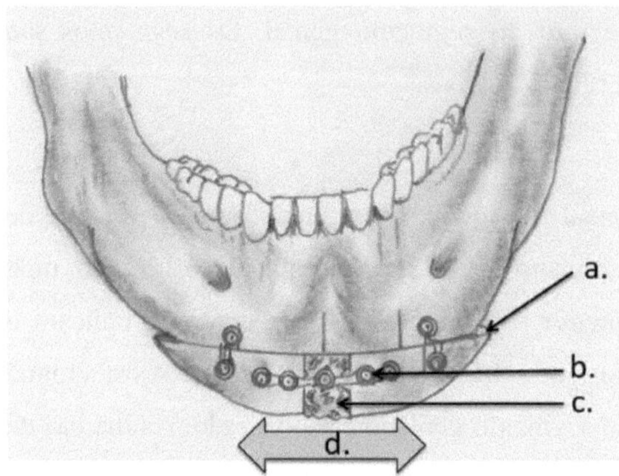

O segmento triangular é rodado 180º e os segmentos são fixados.

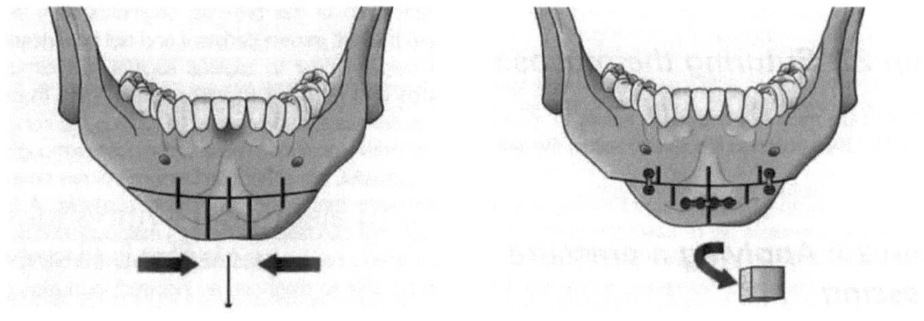

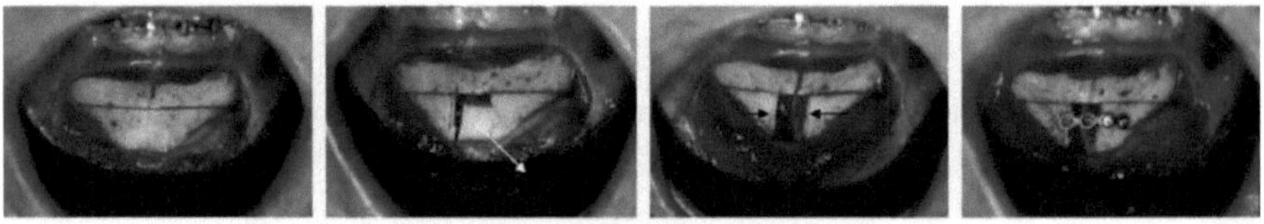

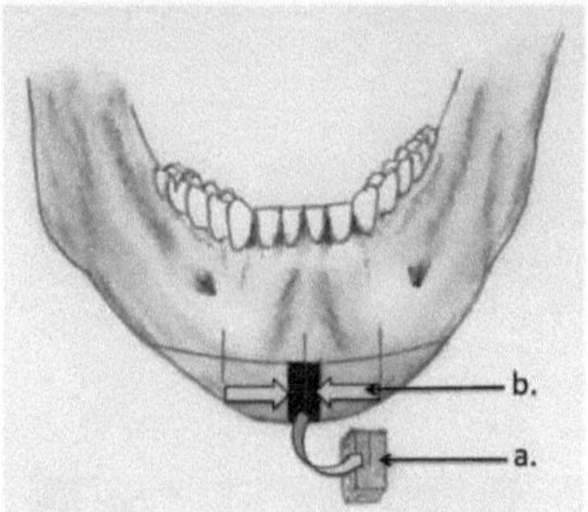

Opções de fixação

As opções disponíveis para a fixação do segmento genial incluem o seguinte:

1. Dois parafusos tricorticais
2. Placas geniais prebendidas
3. Placas bilaterais de 1,5 mm

Os parafusos tricorticais só são adequados para genioplastia de avanço, enquanto as últimas 2 opções podem ser utilizadas para alterações de avanço, recuo, verticais e transversais.

Reavaliação do resultado estético

A forma final do queixo pode ser avaliada no intra-operatório.

Fecho da ferida

A previsibilidade das alterações dos tecidos moles relacionadas com a genioplastia depende da quantidade de desnudação do mento e do método de encerramento. O encerramento cuidadoso da musculatura genial deve ser obtido antes do encerramento da mucosa. Como habitualmente, a mucosa deve ser fechada com uma sutura contínua e deve ser utilizada uma quantidade mínima de mucosa para evitar o encurtamento do lábio inferior.

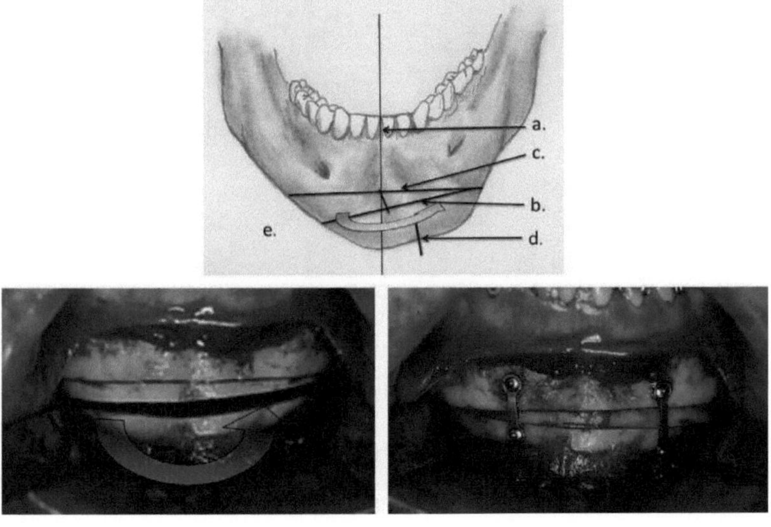

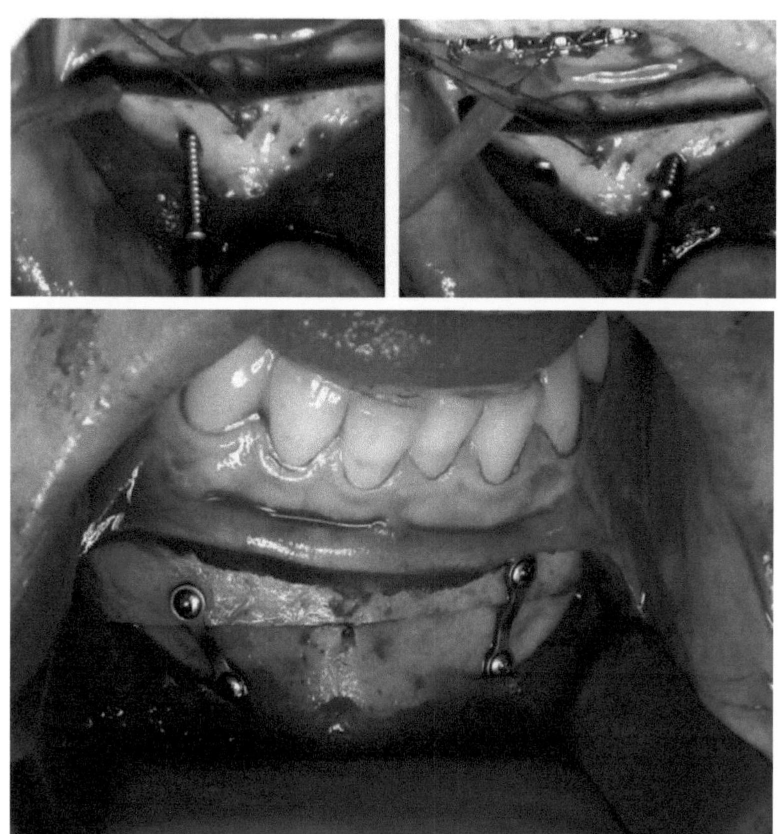

9. CONCLUSÃO

O desenvolvimento de uma mordida aberta anterior é predominantemente o resultado de um padrão de crescimento alterado que envolve o crescimento vertical excessivo da axila, a falta de desenvolvimento vertical do ramo mandibular, ou ambos. A correção bem sucedida das deformidades dentofaciais da mordida aberta anterior requer uma avaliação cuidadosa da localização anatómica específica da discrepância e uma compreensão de todos os factores que podem influenciar a estabilidade dos resultados. O fluxograma resume os princípios sugeridos para o tratamento ortodôntico cirúrgico das deformidades dentofaciais da mordida aberta anterior.

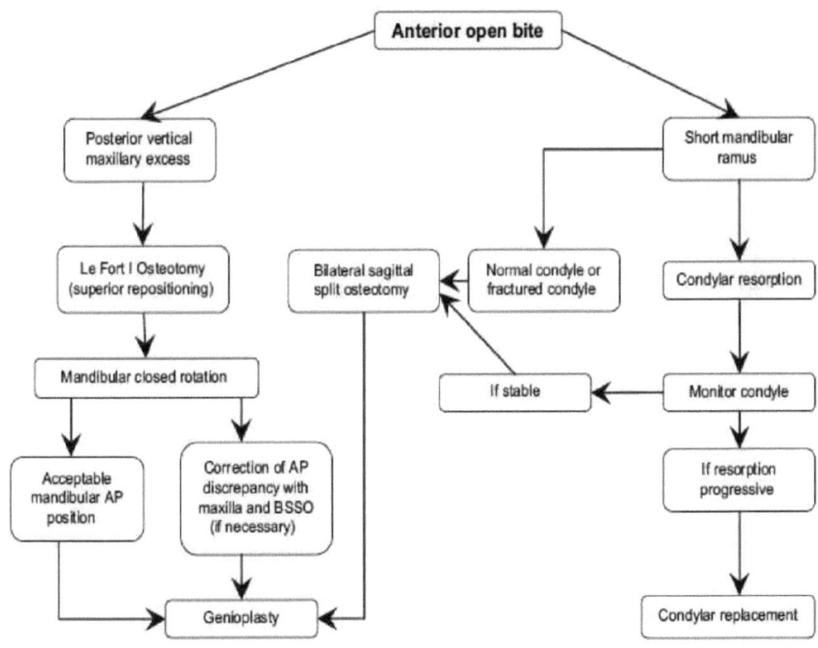

10. Bibliografia

1. Reyneke : Fundamentos da cirurgia ortognática

2. Fonseca vol II Cirurgia ortognática

3. U.J. MOORE

4. PETER WARD BOOTH VOLUME II

5. Gestão da mordida aberta; Anais e Essências da Medicina Dentária Vol. - I Edição 2 outubro-dezembro 2009

6. Mordida aberta: Uma revisão da etiologia e do tratamento: AAPD 19;2;1997

7. Tratamento ortodôntico da mordida aberta anterior; International Journal of Paediatric Dentistry 2008; 18: 78-83

8. Mordida aberta anterior: um estudo de caso-controlo; International Journal of Paediatric Dentistry 2010; 20: 59-64

9. Mordida Aberta Anterior Grave Cirurgia Ortognática ou Vários Anos de Ortodontia? Angle Orthodontist, Vol 76, No 4, 2006

10. Abordagem ortodôntica no tratamento da má oclusão esquelética classe II Div 1. J. Clin Pediatric Dent. 29(3): 205 - 210, 2005

11. Correção da mordida aberta esquelética com intrusão molar/bicúspide ancorada em implantes; Oral Maxillofacial Surg Clin N Am 19 (2007) 339-350

12. desenvolvimento histórico da cirurgia ortognática; Journal of Cranio-Maxillofacial Surgery (1996) 24, 195-204

13. cirurgia ortognática para reconstrução oclusal de fratura malunida antiga da mandíbula; Kobe J. Med. Sci., Vol. 52, No. 3, pp. 3747, 2006

14. estabilidade de três anos de correção de mordida aberta por osteotomia maxilar de 1 peça; A J O D O Volume 134, Número 1

15. encerramento da mordida aberta anterior usando osteotomia de divisão sagital mandibular; British Journal of Oral and Maxillofacial Surgery 48 (2010)352-355

16. Estabilidade da correção da mordida aberta com osteotomia de divisão sagital e rotação de fecho da mandíbula; J Oral Maxillofac Surg 68:149159, 2010

17. corticotomia e osteogénese de compressão na maxila posterior para o tratamento da mordida aberta anterior grave; Int. J. Oral Maxillofac. Surg. 2007; 36: 354-357

18. Estabilidade Esquelética a Longo Prazo Após Correção Cirúrgica em Pacientes com Mordida Aberta Classe III: Um Estudo Retrospetivo em 40 Pacientes Tratados com Cirurgia Mono ou Bimaxilar; THE JOURNAL OF CRANIOFACIAL SURGERY / VOLUME 18, NÚMERO 2 março 2007

19. tratamento da mordida aberta pós-traumática por radiofrequência: BJOMS 45; 2007: 311 - 313

20 - Tratamento cirúrgico da macroglossia: Discussão de 7 casos OOOE 2002; 94: 566-7

21. cirurgia ortognática para reconstrução oclusal de fratura antiga mal unida. KJMS Vol 52; no 3, 37 - 47 2006

22. Hoppenreijs , Freihofer , Stoelinga ,Tuinzing ,Van't H, van der Linden et al :

a. Estabilidade esquelética e dento-alveolar das osteotomias de intrusão Le Fort I e

b. Osteotomias bimaxilares em deformidades de mordida aberta anterior. Retrospetiva

c. estudo em três centros. Int J Oral Maxillofac Surg 1997;26:161-75.

23.Bell.W.H.: Ostotomia de Lefort 1 para a correção de deformidades maxilares .

a. Jornal de cirurgia oral 33:412; 1975.

24 R.William McNiell: Correção ortodôntica cirúrgica da má oclusão de mordida aberta. Am J Orthod Dentofacial Orthop 1973;64; 108-11.

25 Epker.B.N: Uma osteotomia maxilar anterior modificada. J Max-Fac Surg ,1977: 5; 35-8.

26 Arnett, GW. Gunson, MJ. (2010) Planeamento do tratamento estético para cirurgia ortognática. *J Clin Orthod*, Vol. 44, No. 3, (Mar 2010), pp. 196-200.

27 Bailey, LJ. White, RP. Proffit, WR. Turvey, TA. (1997). Osteotomia segmentar de LeFort I para tratamento da deficiência transversal da maxila. *J Oral Maxillofac Surg*, Vol. 55, No.7, (Jul 1997), pp. 728-731.

28 Bell, WH. (1973). Base biológica para osteotomias maxilares. *Am J Phys Anthropol* Vol. 38, No. 2, (Mar 1973), pp. 279-89.

29 Bell, WH. (1975). Osteotomia Le Fort I para correção de deformidades maxilares. *J Oral Surg*. Vol. 33, No. 6, (Jun 1975), pp. 412-26.

30 Bell, WH. (1980-1985). *Correção cirúrgica das deformidades dento-faciais*. W.B. Saunders, Filadélfia, EUA.

31 Bell, WH. You, ZH. Finn, RA, et al. (1995). Cicatrização de feridas após osteotomia multi-segmentar de Le Fort I e transecção dos vasos palatinos descendentes. *J Oral Maxillofac Surg*. Vol. 53, No. 12, (Dec 1995), pp. 1425-33; discussão 1433-4.

32 Bouloux, GF. Bays, RA. (2000). Recuperação neurosensorial após ligadura do feixe neurovascular palatino descendente durante a osteotomia Le Fort I. *J Oral Maxillofac Surg*. Vol. 58, No. 8, (Aug 2000), pp. 841-5; discussão 846.

33 Chamberland, S. Proffit, WR. (2008). Um olhar mais atento à estabilidade da expansão rápida do palato assistida cirurgicamente. *J Oral Maxillofac Surg*, Vol. 66, No.9, (Sep 2008), pp. 1895-900.

34 Charezinski, M. Balon-Perin, A. Deroux, E. De Maertelaer, V. Glineur, R. (2009). Estabilidade transversal da maxila assistida por um dispositivo transpalatal: um estudo piloto retrospetivo de 9 casos. *Int J Oral Maxillofac Surg,* Vol. 38, No.9, (Sep 2009), pp. 937-41.

35 Converse, JM. Shapiro, HH. (1952). Tratamento das malformações do desenvolvimento dos maxilares. *Plast. Surg*. Vol. 10, No. 473, (1952).

36 Converse, JM. Horowitz, SL. (1969): A abordagem ortodôntica cirúrgica para o tratamento de deformidades dentofaciais. *Am. J. Orthodont.* Vol. 55, (1969), p. 217

37 Cortese, A. Savastano, G. Saturno, G. & Albano, F. (2003). Dispositivo de Distração Intraoral Tridimensional na Retrognatia Mandibular Severa do Adulto: Considerações sobre a gestão. *Do 7º Congresso Craniofacial Europeu,* Bolonha (Itália), 20-22 de novembro de 2003. Actas Internacionais da Medimond. Volume ISBN 88-7587031-4 pp.69-74

38 Cortese, A. De Cristofaro, M. Papa, F. Savastano, G. (2004). Um novo dispositivo distrator transpalatal. Relato de 3 casos com avaliação cirúrgica e oclusal. *Rivista Italiana di Chirurgia Maxillo-Facciale,* Vol. 14, No.1, (Abr 2004), pp. 23-29.

39 Cortese, A. Savastano, G. Savastano, M. Spagnuolo, G. Papa, F. (2009). Nova técnica: Osteotomia Le Fort I para avanço maxilar e distração palatina num só estágio. *J Oral Maxillofac Surg*, Vol. 67, No. 1, (Jan. 2009), pp. 223-8.

40 Cortese, A. Savastano, M. Savastano, G. Papa, F. Howard, CM & Claudio, PP. (2010). Constrição maxilar tratada por um novo dispositivo distrator palatino: avaliações cirúrgicas e oclusais de 10 pacientes. *J Craniofac Surg,* Vol. 21, No. 2, (Mar 2010), pp. 339-43.

41 . *Bell, W. H.:* Revascularização e cicatrização óssea após

42 .de Mol van Otterloo, JJ. Leezenberg, JA. Tuinzing, DB. van der Kwast, WA. (1990). A influência da osteotomia Le Fort I na resistência das vias aéreas nasais. *Rhinology* Vol. 28, No. 2, (Jun 1990), pp. 107-12.

43 Degerliyurt, K. Ueki, K. Hashiba, Y. Marukawa, K. Nakagawa, K. Yamamoto, E. (2008). Uma avaliação comparativa por TC das alterações das vias aéreas faríngeas em pacientes de classe III submetidos a cirurgia bimaxilar ou cirurgia de recuo mandibular. *Oral Surg Oral Med Oral Pathol Oral Radiol Endod* Vol. 105, No. 4, (Abr 2008), pp. 495-502.

44 Dorfman, HS. Turvey, TA. (1979). Alterações na altura da crista óssea após osteotomias interdentais. *Oral Surg Oral Med Oral Pathol.* Vol. 48, No. 2, (Aug 1979), pp. 120-5.

45 Ellingsen, RH. Artun, J. (1993). Resposta pulpar à cirurgia ortognática: um

estudo radiográfico de longo prazo. *Am J Orthod Dentofacial Orthop* Vol. 103, No. 4, (Abr 1993), pp. 338-43.

46 Epker, BN. Wolford, LM. (1975). Osteotomias do terço médio da face; seu uso na correção de deformidades dentofaciais e craniofaciais adquiridas e de desenvolvimento. *J. Oral Surg.* Vol. 3, (1975), pp. 491514.

47 Epker, BN. Fish, LC. (1986). *Deformidades Dentofaciais*. Mosby, St. Louis, EUA.

48 Erbe, M. Lehotay, M. Gode, U. Wigand, ME. Neukam, FW. (2001). Alterações das vias aéreas nasais após Le Fort I-impactação e avanço: achados anatómicos e funcionais. *Int J Oral Maxillofac Surg*. Vol. 30, No. 2, (Abr 2011), pp. 123-9.

49 Ermel, T. Hoffmann, J. Alfter, G. Goz, G. (1999). Estabilidade a longo prazo dos resultados do tratamento após osteotomia segmentada do maxilar superior de acordo com Schuchardt para correção da mordida aberta anterior. *J Orofac Orthop*. Vol. 60, No. 4, (1999), pp. 236-45.

50 Gautam, P. Valiathan, A. Adhikari, R. (2009). Protracção maxilar com e sem expansão maxilar: uma análise de elementos finitos das tensões suturais. *Am J Orthod entofacial Orthop.* Vol. 136, No.3, (Sep 2009), pp. 361-6.

51 Ghoreishian, M. Gheisari, R. (2009). O efeito do movimento multidirecional da maxila na respiração nasal. *J Oral Maxillofac Surg* Vol. 67, No. 10, (Out. 2009), pp. 2283-6.

52 Haarmann, A. Budihardja, AS. Wolff, KD. Wangerin, K. (2009).

Alterações nos perfis acústicos das vias aéreas e na resistência das vias aéreas nasais após osteotomia Le Fort I e rinocirurgia funcional: um estudo prospetivo. *Int J Oral Maxillofac Surg* Vol. 38, No. 4, (Feb 2009), pp. 321-25.

53 Haas, AJ. (1980). Avaliação pós-tratamento a longo prazo da expansão rápida do palato. *Angle Orthod*, Vol. 50, (Jul 1980), No. 3, pp. 189217.

54 Halvorson, EG. Mulliken, JB. (2008). A operação dupla de Cheever: a primeira

osteotomia Le Fort I. *Plast Reconstr Surg* Vol. 121, No. 4, (Abr 2008), pp. 1375-81.

55 Hogeman, KE. Wilmar K. (1967). Die Vorverlagernng des Oberkiefers zur Korrektur yon Gebiganomalien. Fortschr. Kiefer Gesichtschir. Bd 12, Stuttgart; Thieme, 1967

56 Howley, C. Ali, N. Lee, R. Cox, S. (2011). Utilização da sutura cinch da base alar na osteotomia Le Fort I: é eficaz? *Br J Oral Maxillofac Surg*. Vol. 49, No. 2, (Mar 2011), pp. 127-30.

57 Jones, M. (2001) Fluxo sanguíneo gengival e pulpar humano durante a cicatrização após osteotomia Le Fort I. *J Oral Maxillofac Surg*. Vol. 59, No. 1, (Jan. 2001), pp. 2-7, discussão 7-8.

58 Behrman SJ: Complicações da osteotomia sagital do ramo mandibular. J Oral Surg 30:554, 1972

59 . Arvystas MO: Tratamento da deformidade esquelética anterior da mordida aberta.

Am J Orthod 72:147, 1977

60 Epker BN, Fish LC: Correção cirúrgico-ortodôntica da deformidade da mordida aberta. Am J Orthod 71:278, 1977

61 Poulton DR, Ware WH: Tratamento cirúrgico-ortodôntico da retrusão mandibular severa. Am J Orthod 59:244, 1971

62 Poulton DR, Ware WH: Tratamento cirúrgico-ortodôntico da retrusão mandibular severa (parte II). Am J Orthod 63:237, 1973 /

63 Bell WH, Creekmore TO, Alexander RO, et al: Correção cirúrgica

da síndrome da face longa. Am J Orthod 71:40, 1977

64 Ellis E, Carlson OS: Estabilidade dois anos após o avanço mandibular com e sem miotomia supra-hioidea: um estudo experimental. J Oral Maxillofac Surg 41:426, 1983

65 . McNeill WR, Hooley JR, Sunber RI: Recidiva esquelética durante a fixação

intermaxilar. J Oral Surg 31:212, 1973

66 . Frost DE, Fonseca RJ, Turvey TA, et al: Diagnóstico cefalométrico e correção ortodôntica cirúrgica da apertognatia. Am J Orthod 78:657, 1980

67 Lake SL, McNeill RW, Little RM, et al: Avanço mandibular cirúrgico: uma análise cefalométrica da resposta ao tratamento. Am J Orthod 80:276, 1981

68 . Epker BN, Fish LC: A correção cirúrgico-ortodôntica da mordida aberta esquelética de Classe III. Am J Orthod 73:601, 1978

69 Wassmund M: Frakturen urd Luxationen des Gesichtsschadels.

Berlim, 1927

70 . Kohn MW: Análise de recidiva após cirurgia de avanço mandibular. J Oral Surg 36:676, 1978

71 Parker JH. A interceção da mordida aberta no período inicial de crescimento. Angle Orthod. 1971 Jan;41(1):24-44.

72 Subtelny HD, Sakuda M. Mordida aberta: diagnóstico e tratamento. Am J Orthod. 1964 maio;50(5):337-58.

73 Huang GJ, Justus R, Kennedy DB, Kokich VG. Estabilidade da mordida aberta anterior tratada com terapia de berço. Angle Orthod. 1990 Jun;10(1):17- 24.

74 Shapiro PA. Estabilidade do tratamento da mordida aberta. Am J Orthod Dentofacial Orthop. 2002 junho;121(6):566-8.

75 Cozza P, Mucedero M, Baccetti T, Franchi L. Tratamento ortodôntico precoce da má oclusão esquelética por mordida aberta: uma revisão sistemática. Angle Orthod. 2005 Sept;75(5):707-13.

76 . Zuroff JP, Chen SH, Shapiro PA, Little RM, Joondeph DR, Huang GJ. Tratamento ortodôntico da má oclusão anterior com mordida aberta: estabilidade 10 anos pós-retenção. Am J Orthod Dentofacial Orthop. 2010 Mar;137(3):302.e1-302.e8.

77 Proffit WR. A teoria do equilíbrio revisitada: factores que influenciam a posição

dos dentes. Angle Orthod. 1978 julho;48(3)175-86.

78 ANDERSON, W.: A relação da síndrome do impulso da língua com a maturação e outros factores. *Am.* 1. *Orthod.* 1963: 49: 264.

79 GRABER, T. M.: Os "Três M's": Músculos, malformação e má oclusão. *Am. **J.** Orthod.* 1963: 49: 418.

80 . HINDS, E. C. & KENT, J. N.: Surgical treatment of developmental jaw deformation. C. V. Mosby, St. Louis 1972, p. 152.

81 HOVELL, J.: Etiologia e desenvolvimento da mordida aberta. In: WALKER, R. V. (ed.): Trans.3rd Int. Coni. Oral Surgery, Nova Iorque 1968.

82 KYDD, W. L., AKAMINE, J. S., MENDEL, R. A. & KRAus, B. ***S.:*** Forças da língua e dos lábios exercidas durante a deglutição *em* indivíduos *com* e sem mordida aberta anterior. J. *Dent. Res.* 1963: 42: 858.

83 . NEFF, C. W. & KYDD, W. L.: Fisiologia e oclusão da mordida aberta. *Angle Orthod.* 1966: 66: 351.

84 SASSOUNI, V. & NANDA, *S.:* Análise das proporções verticais dentofaciais. *Am. **J.** Orthod.* 1964: 50: 801.

85 . SHIRA, R. B. & ALLING, C. c.: Cirurgia mandibular para correção de mordida aberta. In: WALKER, R. V. (ed.): Trans. 3rd lnt. Conf. Oral Surgery, Nova Iorque 1968.

86 .SILBERMANN, M., MOYNIHAN, F. M., MALON: EY, P. L., F'ERULLIO, R. J. & DOKU, H. C.: Mordida aberta esquelética associada à protrusão dentoalveolar maxilar, avaliação e tratamento. *Br.* J. *Oral Surg.* 1972: 10: 227

87 .J. R. HAYWARD. Correção cirúrgica da mordida aberta anterior. lilt. **J.** Oral Sllrg. 1978: 7: 286-288

88 Hall HD, Chase DC, Payor LG. Avaliação e aperfeiçoamento da osteotomia subcondilar vertical intra-oral. J Oral Surg 1975;33: 333e41.

89 Hall HD, McKenna SJ. Aperfeiçoamento e avaliação da osteotomia vertical

intra-oral do ramo. J Oral Maxillofac Surg 1987;45: 684e8.

90 Al- Moraissi EA, Ellis E. Existe uma diferença na estabilidade e na função sensorial entre a osteotomia do ramo dividido sagital bilateral e a osteotomia do ramo vertical intra-oral para o recuo mandibular? J Oral Maxillofac Surg 2015;73(7):1360e71.

91 Ghali GE, Sikes JW Jr. A osteotomia intra-oral vertical do ramo é o tratamento preferido para o prognatismo mandibular. J Oral Maxillofac Surg 2000;58:313e5.

92 Epker BN, Wolford L. Dentofacial deformities: surgical-orthodontic correction. St Louis (MO): Mosby; 1980. p. 58e65. 10. Talesh KT, Motamedi MH, Yazdani J, et al. Prevenção de recidivas após osteotomia vertical intra-oral do ramo: a coronoidotomia pode ajudar? Oral Surg Oral Med Oral Pathol Oral Radiol Endod 2011;111:557e60.

93 Carlo Ferretti, Johan P. Reyneke. Genioplastia.Atlas das Clínicas de Cirurgia Oral e Maxilofacial Volume 24, Número 1, março de 2016, Páginas 79-85

94 Motor de busca Google

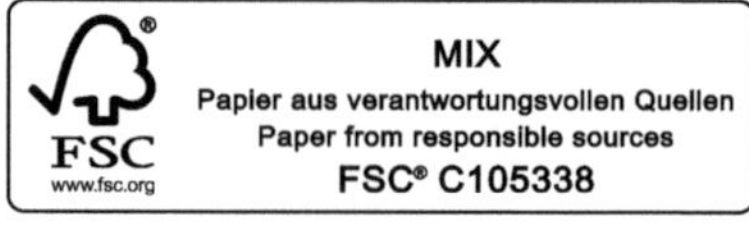

Printed by Books on Demand GmbH, Norderstedt / Germany